E. G. Bergmann
(Hrsg.)

Die RM-Pfanne

Monographie eines beschichteten Hüftgelenkimplantates

Einhorn-Presse Verlag

Bergmann, E. G. (Hrsg.)

Die RM-Pfanne, Monographie eines beschichteten Hüftgelenkimplantates

Einhorn-Presse Verlag

ISBN 3-88756-493-6

Die Autoren haben alle Anstrengungen unternommen, um sicherzustellen, daß etwaige Auswahl und Dosierungsangaben von Medikamenten im vorliegenden Text mit den aktuellen Vorschriften und der Praxis übereinstimmen. Trotzdem muß der Leser im Hinblick auf den Stand der Forschung, Änderung staatlicher Gesetzgebungen und den ununterbrochenen Strom neuer Forschungsergebnisse bezüglich Medikamentenwirkung und Nebenwirkungen darauf aufmerksam gemacht werden, daß unbedingt bei jedem Medikament der Packungsprospekt konsultiert werden muß, um mögliche Änderungen im Hinblick auf Indikation und Dosis nicht zu übersehen.

Die Wiedergabe von Gebrauchsnamen, Handelsnamen, Warenbezeichnungen usw. in diesem Werk berechtigt auch ohne besondere Kennzeichnung nicht zu der Annahme, daß solche Namen im Sinne der Warenzeichen- und Markenschutz-Gesetzgebung als frei zu betrachten wären und daher von jedermann benutzt werden dürfen.

Herausgeber:
Dr. med. E. G. Bergmann
Orthopädische Klinik am Ev. Fachkrankenhaus Ratingen bei Düsseldorf
Rosenstraße 2, 40882 Ratingen

ISBN 3-88756-493-6
© 1997 by Einhorn-Presse Verlag GmbH, Reinbek
Alle Rechte vorbehalten
Printed in Germany

Inhalt

Vorwort   7

O. Oest
Geleitwort   9

Grundlagen

R. Mathys
Die RM-Pfanne: Idee und Verwirklichung   12

B. Kummer
Zur Biomechanik der natürlichen
und künstlichen Hüftgelenkpfanne   19

B. Gasser • R. Mathys jun.
Prinzipien und Charakteristika der RM-Pfanne   32

M. Faensen
Das Polyäthylen-Knocheninterface
- Gründe für die Beschichtung -   45

Klinische Ergebnisse

G. Hierholzer • G. N. Jukema
Die zementfreie Robert MATHYS-Hüftgelenkpfanne   52

F. Hahn
Die RM-Pfanne als Wechselimplantat   64

U. Gross • F. Hahn • C. Müller-Mai
Histomorphologische Nachuntersuchung
von RM-Pfannen   73

H.-W. Staudte • R. Klügel
Klinische 9-Jahres-Ergebnisse
zementfrei implantierter titanbeschichteter Robert MATHYS (RM)-Pfannen — 78

G. Flückiger • P. Bamert
Mittelfristige Ergebnisse von Hydroxylapatit-(Ceros 80)
beschichteten RM-Pfannen — 84

C. Müller-Mai • B. Pawelz • C. Voigt • R. Rahmanzadeh
Migrationsraten und klinische Ergebnisse
nach Implantation unterschiedlicher RM-Pfannen:
8-Jahres-Ergebnisse — 90

E.G. Bergmann • R. Strich • Ch. Fingerhut
Mittelfristiges Migrationsverhalten titanbeschichteter RM-Hüftpfannen — 100

R. Rahmanzadeh • C. Müller-Mai
Die RM-Pfanne: Status und zukünftige Entwicklungen — 110

Anhang

M. Mittag-Bonsch • B. Ebner • F. Hahn
Praxis der RM-Pfanne
- Details, Tricks, Verbesserungsvorschläge - — 116

E. G. Bergmann
Anleitung zur Implantation einer RM-Pfanne — 123

Anschriften der Erstautoren — 138

Stichwortverzeichnis — 140

Vorwort

Die Implantation einer Totalendoprothese ist zum Standardeingriff bei der Wiederherstellung des erkrankten oder verletzten Hüftgelenks geworden. Die guten funktionellen Ergebnisse und das Wiedererlangen einer in aller Regel ausgezeichneten Lebensqualität resultieren aus einer schmerzfreien und uneingeschränkten Beweglichkeit und Belastbarkeit. Die Indikation zum totalen Hüftgelenkersatz wird daher bei immer jüngeren Patienten gestellt. Aus diesem Grunde und wegen der steigenden Lebenserwartung gewinnt die Frage der Prothesenstandzeit zunehmend an Bedeutung. Nach jahrzehntelanger Verankerung der Prothesenkomponenten mit Knochenzement hat sich in der letzten Dekade zunehmend die zementfreie Implantation etabliert. Die ersten mittelfristigen Ergebnisse lassen für diese Implantate gute Langzeitergebnisse erhoffen.

Wie bei den Schäften konkurrieren auch bei den Pfannen die unterschiedlichsten Vorstellungen über das geeignete Verankerungsprinzip. MATHYS konzipierte frühzeitig eine sphärische Polyethylenpfanne, die rasch weltweit Verbreitung erfuhr, durch die ab etwa dem 6. Jahr einsetzende Lockerung und Wanderung jedoch diskriminiert wurde. Obwohl dieses Problem durch die Pfannenbeschichtung mit Titan und Hydroxylapatit 1983 gelöst wurde, blieb das Lockerungsverhalten der unbeschichteten Pfanne bei nicht wenigen Orthopäden und Chirurgen in der Erinnerung haften. Die beschichtete PE-Pfanne weist jedoch in der Zwischenzeit langfristig zuverlässige Ergebnisse in 30 Ländern auf. Neuere biomechanische Erkenntnisse über die gute Osteointegration dieses beschichteten Monoblockimplantates untermauern diese Ergebnisse, so daß ein Gleichsetzen des beschichteten Implantates mit der unbeschichteten Version nicht mehr legitim ist.

Nach den ausgezeichneten Veranstaltungen von RAMANZADEH in Berlin und HAHN in Aalen war es unser Anliegen, im Rahmen des Ratinger Orthopädentages am 18. April 1997 die Eigenschaften dieser Hüftpfanne, die von einem Teilnehmer auch als ein „Glücksfall in der Hüftendoprothetik" bezeichnet wurde, in einem größeren Kreis von erfahrenen Anwendern, Kritikern und Skeptikern zu diskutieren. Die klinisch und wissenschaftlich hochinteressante Frage, ob eine biologische Integration eines Kunstimplantates in vitalen elastischen Beckenknochen tatsächlich erreicht werden kann und welche Voraussetzungen an dieses Ziel zu knüpfen sind, stand im Mittelpunkt dieses Symposiums.

Die gehaltenen Referate finden Sie in dieser Monographie. Alle Teilnehmer sind sich einig, daß eine endgültige Wertung heute noch nicht möglich ist und daß weitere Untersuchungen sowie der kontinuierliche Erfahrungsaustausch notwendig sind.

Ratingen, September 1997   Ernst Günter Bergmann

Geleitwort

Die Vielzahl gebräuchlicher zementloser Hüftpfannenmodelle zeigt, daß auch auf diesem Sektor der Hüftendoprothetik bis heute noch keine allein gültige und überzeugende Lösung gefunden werden konnte. Zylindrische, konische und sphärische Pfannenmodelle wetteifern um die Gunst der Operateure, wobei das Verschraubungsprinzip ebenso wie die Verklemmung als Fixationsmethode zur Anwendung kommt. Die allgemeine Unsicherheit wird noch dadurch vergrößert, daß namhafte Anatomen und Biomechaniker zu anderen Ergebnissen hinsichtlich des besten Pfannendesigns kommen als klinisch tätige Kollegen. Hinzu kommt noch die Tatsache, daß MORSCHER eindeutig zeigen konnte, daß die Lockerung einer künstlichen Hüftpfanne erst sehr viel später beginnt als die des Prothesenschaftes, dann aber exponentiell verläuft.

Robert MATHYS gebührt sicher das Verdienst, in jahrelanger Entwicklungsarbeit eine sphärische Polyethylenpfanne (RM-Pfanne) entwickelt zu haben, die sich nun seit fast zwei Jahrzehnten bewährt hat. Während das unbeschichtete Modell, ähnlich wie die unbeschichteten Pfannen anderer Autoren, nach unseren Erfahrungen eine größere Anzahl von aseptischen Lockerungen aufwies, scheint dieses Problem durch die Titanbeschichtung gelöst worden zu sein.

Die Qualität und der Erfolg einer klinisch operativen Behandlungsmethode können sich erfahrungsgemäß erst nach Jahren oder Jahrzehnten herausstellen. Dazu sind regelmäßige Nachuntersuchungen und die ständige Überprüfung der angewandten Operationstechnik einschließlich des Instrumentariums unverzichtbar. Dies geschieht bei der RM-Pfanne durch einen gezielten und regelmäßigen Erfahrungsaustausch der Anwenderkliniken. Herr BERGMANN hat im Rahmen des Ratinger Orthopädentages in dankenswerter Weise diese Aufgabe übernommen.

Die vorliegende Referatesammlung möge als Initialzündung wegweisend sein für alle beteiligten Kollegen, dabei zu helfen, eine bereits bewährte Methode gemeinsam weiter zu entwickeln und durch eine ständige Qualitätskontrolle dem Wohle der Patienten zu dienen.

Ratingen, September 1997   Otto Oest

Grundlagen

Die RM-Pfanne: Idee und Verwirklichung

R. Mathys

Die Idee zur Entwicklung von zementlosen Gelenkkomponenten, möglichst der Elastizität des Knochens angepaßt, wurde bei mir bereits 1967 durch Beobachtungen der vielseitigen Probleme mit zementierten Metallgelenkteilen ausgelöst. Ab 1964 war ich an der Entwicklung der Prothesen von Prof. M. E. MÜLLER beteiligt, wie - in Zusammenarbeit mit der AO - auch am Studium der Knochenumbauvorgänge im Bereich künstlicher Gelenkkomponenten. Die Feststellung von Osteoporose im Bereich rigider Metallprothesen führte bei der Materialwahl für die Pfannenkomponente als Gleitpartner von Beginn an zur Suche nach elastischen Werkstoffen, die sich unter funktioneller Belastung möglichst nahe an die physiologischen Deformationsverhältnisse des Knochens anpassen können. Dadurch wurde es möglich, mit Gelenkkomponenten anstelle von Knochenzement einen kraftschlüssigen, elastischen Verbund

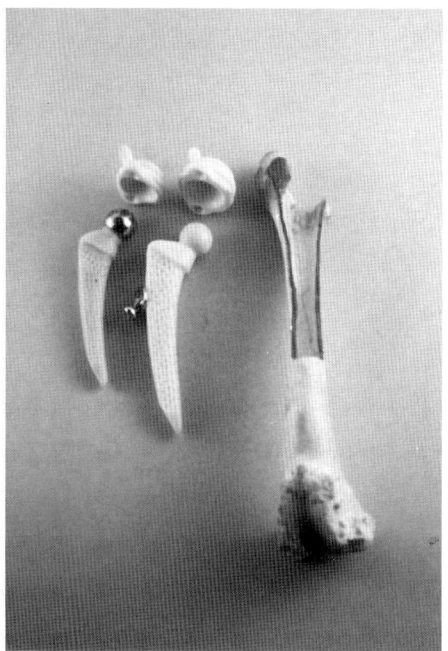
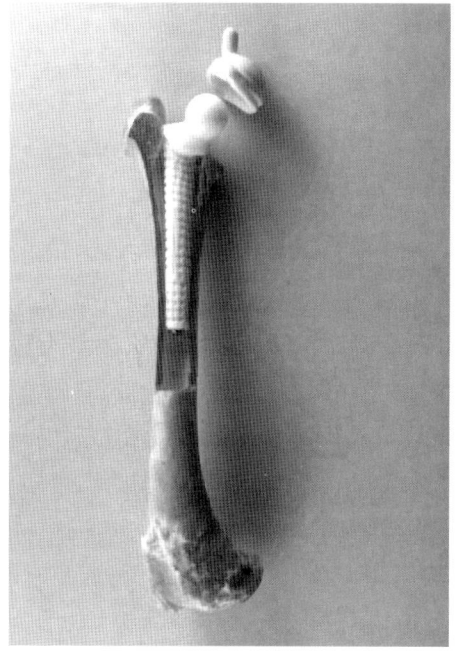

Abb. 1: Prototypen der zementlos verankerten, elastischen Gelenkkomponenten, wie in den ersten Tierversuchen verwendet.

mit dem Knochen und gemeinsamer Kraftübertragung zu erreichen, sofern eine gute Fixation mit richtig angeordneten technischen Elementen (Schrauben) gewährleistet wurde. Die in den Jahren 1967/68 durchgeführten Versuche an Hunden und Schafen (Abb. 1) bestätigten damals, daß bei richtiger Gestaltung und Stabilisierung der Implantate und bei Mitbelastung des Knochens ein elastisch funktionierender knöcherner Verbund entstehen kann. Die klinischen Resultate zeigten indessen, daß der Knochen biokompatible Implantate inkorporiert und diese aufgrund der durch die Belastung initialisierten Knochenumbauvorgänge stabil hält.

Eine Voraussetzung für solche Kunststoffimplantate ist die Gewebeverträglichkeit des mit dem Knochen in Kontakt stehenden Materials. Bei den meisten Kunststoffen ist dies, je nach Anwendungsbereich, nicht optimal. Wenn sie nicht durch eine Beschichtung aus bioinertem Material vom Knochen getrennt werden, kann bei praktisch allen sogenannt biokompatiblen Kunststoffen, die sich wegen ihrer Elastizität oder Gleiteigenschaften für Gelenkkomponenten eignen, eine dünne bindegewebige Trennschicht zum Knochen festgestellt werden. Selbstverständlich spielt auch eine optimierte Makrostruktur (Abb. 2) an der Pfannenperipherie eine große Rolle. Die meist dünne, bindegewebige Trennschicht bei direktem Kontakt zwischen Polyethylen und Knochen hat aber schon vor 13 Jahren Anlaß zu einer dünnen Beschichtung der Pfannenoberfläche mit inerten Materialien geführt. Nach anfänglichen Versuchen mit einem Reintitannetz, welche bei Verwendung des damaligen HDPE (high density polyethylene) mit niedrigem Schmelzpunkt nicht befriedigend ausfielen, wurden Beschichtungen einerseits mit Hydroxylapatitgranulaten und als zweite Variante mit Reintitanpulver entwickelt. Diese beiden Ausführungen konnten verhältnismäßig kostengünstig realisiert werden und haben sich nun be-

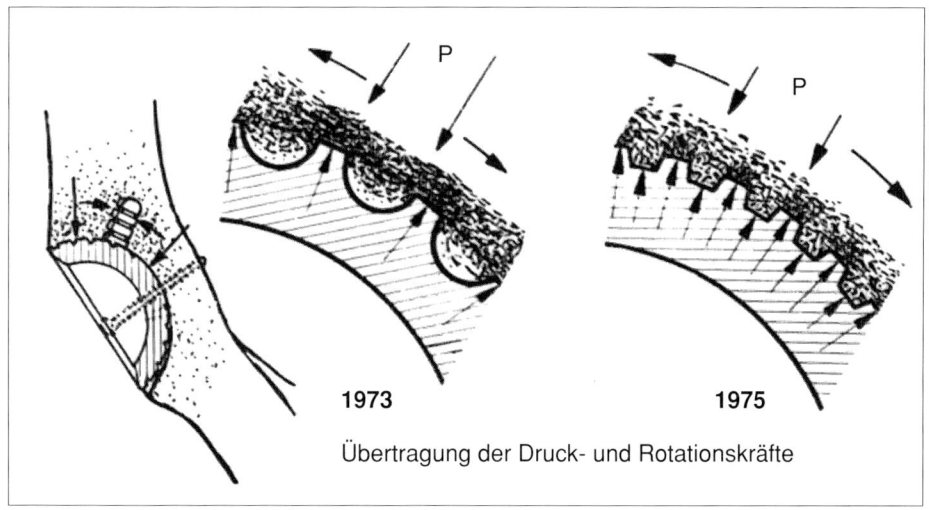

Abb. 2: Darstellung der Entwicklungsschritte zur Gestaltung der Makrostrukturierung im Hinblick auf eine Optimierung der Verankerung der RM-Pfanne.

reits seit 12 Jahren bewährt. Sie stehen wahlweise zur Verfügung, wobei die Anwendung von Titan-beschichteten Pfannen in letzter Zeit im Verhältnis deutlich zunimmt. Das Polyethylen, welches sich wegen des geringen Abriebs bei vielen Hüftgelenkpfannentypen seit Beginn der Entwicklung von künstlichen Gelenken bewährt hat (Abb. 3), konnte im Laufe der Jahre noch gezielt für diese Anwendung verbessert werden. Dies betrifft sowohl den verwendeten Implantatwerkstoff (heute: ultrahochmolekulares Polyethylen UHMW-PE), dessen Herstellung und auch die eigentliche Bearbeitung zur Herstellung der Pfannenimplantate unter Einbezug einer speziellen Konditionierung des Rohmaterials vor seiner Bearbeitung.

Es war aber nicht allein die Trennschicht zwischen Knochen und Polyethylen, welche zur erfolgreichen Anwendung der zementlosen RM-Pfannen in Kombination mit verschiedenen Hüftprothesen und Köpfen aus diversen Materialien führte. Es ist insbesondere auch die Primärverankerung dieses Pfannenimplantates, welcher eine wesentliche Bedeutung zukommt und die auf folgenden Aspekten beruht:

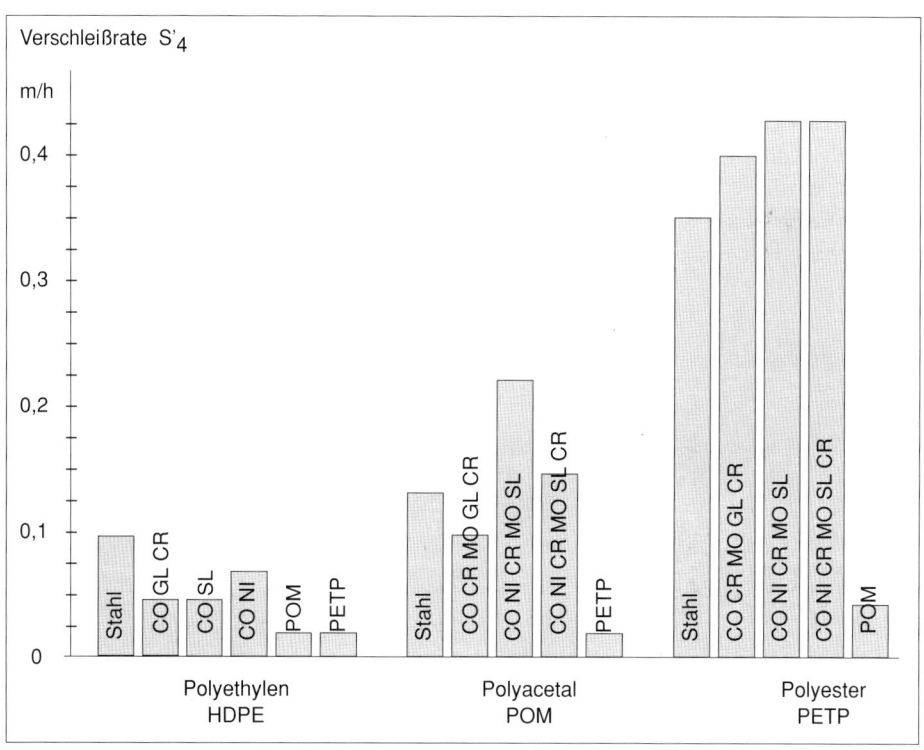

Abb. 3: *Verschleißraten für Gelenkpaarungen bei „Hin-und-her-Rotation" einer Welle nach 5 Stunden Prüfdauer und nach Elimination der plastischen Verformung. Verschiedene metallische und polymere Materialien (GL = Gußlegierungen; SL = Schmiedelegierungen) wurden in Form einer Welle gegen die Polymerproben HDPE, POM und PETP (Pfannenmaterialien) getestet.*

- der Verklemmung, die durch das Einschlagen der zwei an der Pfanne angebrachten Zapfen in die leicht versetzten Löcher im Acetabulum bewirkt wird und
- den Schrauben, die in die Löcher um den Pfannenrand eingesetzt werden sowie der Anzahl der je nach Größe der Pfanne benötigten Schrauben.

Um eine optimale Primärstabilität der Pfanne zu erzielen, ist es zudem unbedingt notwendig, das spezifische Hüftpfanneninstrumentarium zu verwenden und die entsprechende OP-Technik, auf die hier nicht näher eingegangen wird, genau zu befolgen.

Während man am Anfang die Meinung vertrat, die beiden Verankerungszapfen und zwei Schrauben würden für eine initiale Verankerung genügen, gelangte man mehr und mehr zur Überzeugung, daß für eine solide Dauerverankerung im hochelastischen Becken (Abb. 4 und 5) mehrere Schrauben notwendig sind.

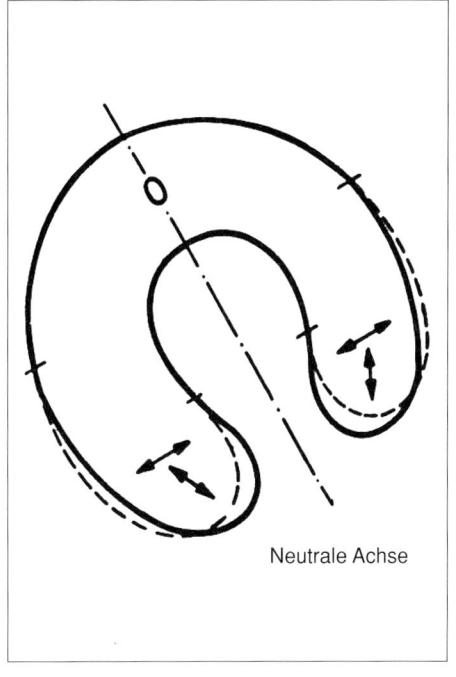

Abb. 4: *Schematische Darstellung der Deformationen der Gelenkkontaktfläche (Facies lunata) im Acetabulum.*

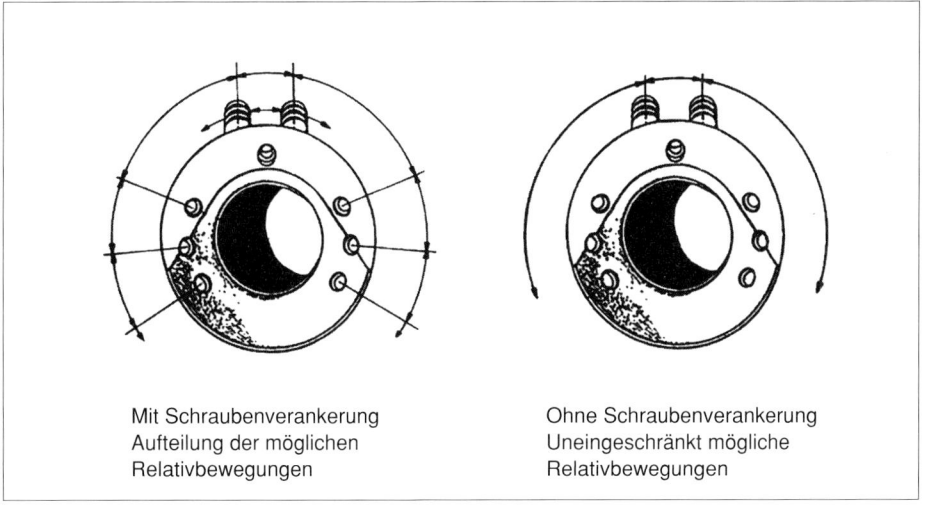

Abb. 5: *Verhalten der zementlosen hemisphärischen RM-Pfanne im elastischen Becken mit Angabe der Verschraubungsmöglichkeiten des Implantates.*

Die heutigen RM-Pfannen weisen alle 7 Schraubenlöcher auf, welche je nach Pfannendurchmesser und Dichte der Knochenstrukturen besetzt werden sollten. Die absolut stabile primäre Fixation der zementlosen RM-Pfannen mit den dafür vorgesehenen speziellen Schrauben ist tatsächlich fundamental, um ein gutes Langzeitresultat erwarten zu können. Vor Insertion der Schrauben werden durch die vorgebohrten Löcher in der Pfanne und durch die Bohrbüchse mit dem flexiblen 2 mm Spitzbohrer Löcher in das Becken gebohrt. Das Gewindeschneiden ist nur selten notwendig. Die Schraubeninsertion erfolgt vorzugsweise beginnend mit den antero-medialen und posteromedialen Löchern. Wenn zuerst in den am meisten lateral liegenden Löchern Schrauben eingebracht werden, kann dies eine Verschiebung der Pfanne verursachen. Um Verletzungen von Nerven und Gefäßen im Becken zu vermeiden, müssen die Schraubenlängen der Spezialschrauben für zementlose RM-Pfannen den Beckenverhältnissen entsprechend gewählt werden (die Längen der medialen Schrauben sollten ca. 24-28 mm, die der infero-medialen Schrauben ca. 32 mm, die der infero-lateralen Schrauben ca. 26 mm und die der kollateralen und supero-lateralen Schrauben ca. 36 bis 40 mm betragen). Beim Eindrehen der Schrauben ist unbedingt darauf zu achten, daß die Schraubenköpfe in der Vertiefung im Pfannenrand vollständig eingebracht sind. Damit wird vermieden, daß beim Reponieren der Hüfte eine Beschädigung des Prothesenkopfes durch den Schraubenkopf erfolgt. Sind die Schrauben eingedreht, sollte die Pfanne absolut stabil verankert sein. Schon bei kleinen Pfannendurchmessern wurde in den letzten Jahren ein Minimum von 4 Schrauben empfohlen, wobei bei Pfannen ab 58 mm Durchmesser durchaus bis zu 6 Schrauben eingesetzt werden können.

Um der „Impingement"-Gefahr entgegenzuwirken, wurde in der zweiten Hälfte der 80er Jahre eine angeschrägte Pfanne entwickelt, die mit einer Inklination von 30° anstatt 45° und einer unveränderten Anteversion von 15° implantiert wird. Mit dieser angeschrägten Pfanne nimmt die Überdeckung des Prothesenkopfes um ca. 28% zu, womit die Luxationsgefahr zusätzlich reduziert werden kann. Zudem ist bei dieser Pfanne auch das Rotationszentrum nach außen versetzt, was gleichzeitig den Bewegungsumfang vergrößert.

Bei Revisionsoperationen, bei welchen nach Entfernung des Knochenzementes große Defekte im Becken entstehen und auch nach Lockerung unzementierter Pfannen mit ausgedehnen Knochendefekten im Acetabulum, empfiehlt sich die Verwendung der RM-Revisionspfanne. Durch die später bei diesem Pfannentyp eingeführten zusätzlichen zwei 6,5 mm-Vollgewinde-Spongiosaschrauben, welche durch das Pfannenrandgewinde im Beckenknochen als Stellschrauben wirken (Abb. 6), kann die Last direkt vom Becken auf das Gelenk übertragen werden. Diese zwei 6,5 mm-Spongiosaschrauben mit Gewinde bis zum Kopf und einer Länge von 40-45 mm reichen bis in das Os ilium und sitzen fest im Pfannengewinde. Sie werden ebenfalls ohne Vorschneiden des Gewindes durch die Pfanne in den spongiösen Knochen eingedreht, nur leicht festgezogen und bewirken so eine solide direkte Verbindung der Pfanne mit dem gewachsenen knöchernen Pfannendach im Os ilium. Auch wenn zur richtigen Plazierung der Pfanne zusätzlich eine ausgedehnte Spongiosaplastik notwendig wird, kann mit den üblichen Pfannenschrauben und diesen zusätzlichen Kraftübertragungselementen die in der Einheilungsphase notwendige Stabilität erreicht werden. Damit kann die

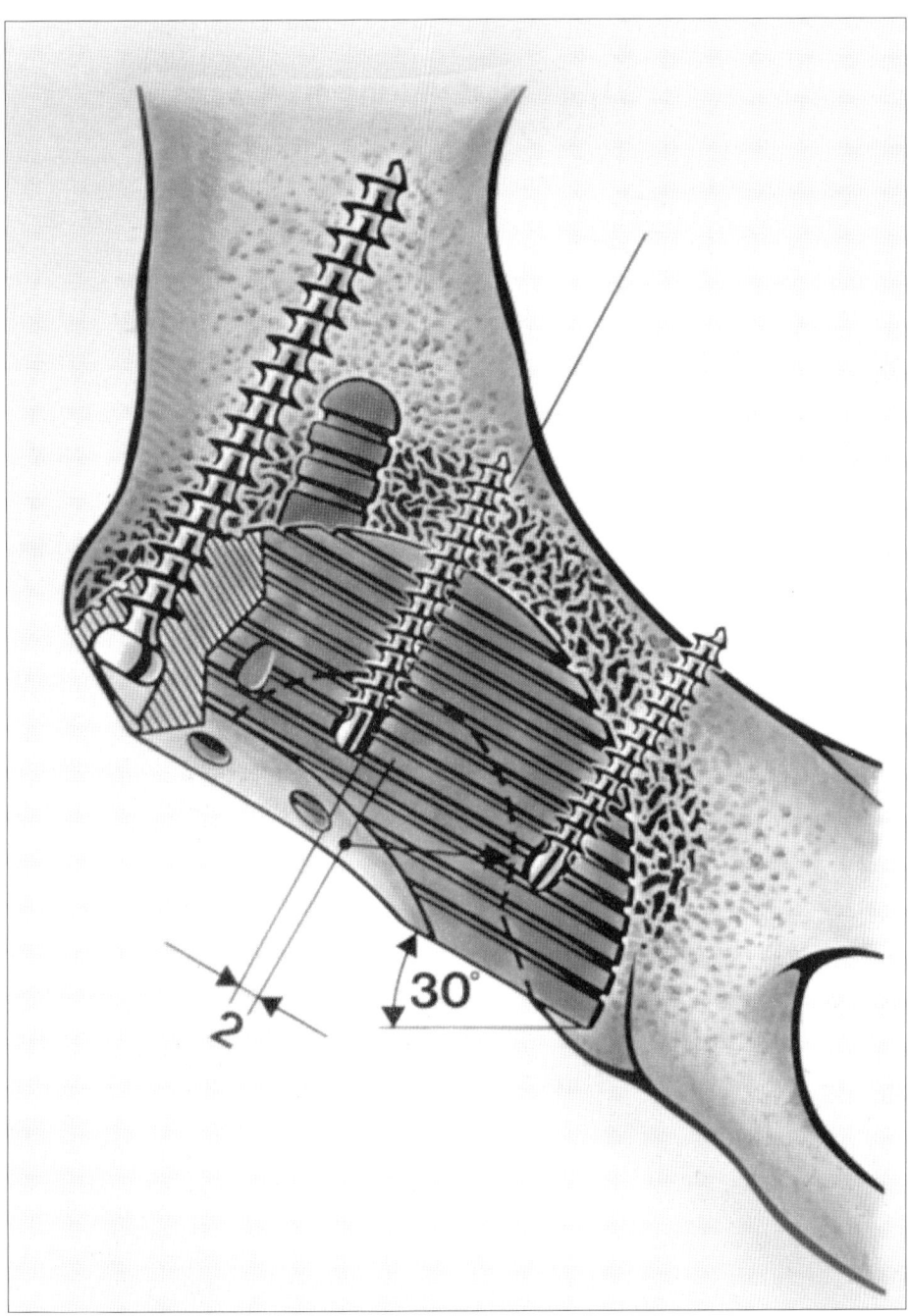

Abb. 6: Schematische Ansicht der Fixation der Revisionspfanne im Becken unter Verwendung einer Spongiosaplastik, der Standardschrauben und der speziellen Vollgewindestellschrauben.

zum Wiederaufbau benötigte funktionelle Belastung der angelagerten Strukturen (WOLFFsches Gesetz) gewährleistet und ein knöcherner Durchbau erreicht werden. Die Anwendung der zementlosen RM-Revisionspfanne stellt hier aufgrund der funktionellen Mitbelastung des Knochens eine vorzügliche Lösung dar.

Bei den Revisionspfannen ist zu beachten, daß das Kopfzentrum um 2 mm exzentrisch angeordnet ist, was bei der Bestimmung der Beinlänge und der Pfannenposition berücksichtigt werden muß. Für Revisionsoperationen erweist sich der laterale Zugang gegenüber dem posterioren Zugang, der bei Primärimplantationen ebenfalls gewählt werden kann, als vorteilhaft. Die Revisionspfannen können zudem in Fällen von porotischem Knochen sowie bei schweren oder großen Patienten auch für Primäreingriffe verwendet werden, sofern der Durchmesser des Acetabulum 60 mm überschreitet.

Die elastische RM-Pfanne, in drei verschiedenen Varianten erhältlich, bietet so dem Anwender eine ausgereifte Lösung zur korrekten Wiederherstellung der natürlichen Funktionalität des Hüftgelenks. Dabei basiert die erfolgreiche Anwendung der nunmehr über 10 Jahre im klinischen Einsatz bewährten RM-Pfanne auf folgenden Eigenschaften:
- Minimierung der Knochenresektion aufgrund der sphärischen Form der Pfanne.
- Erhalt der Elastizität des Acetabulum durch Form und Materialwahl der Pfanne.
- Primärstabilität und optimale, zementfreie Verankerung durch das Verklemmen der beiden Verankerungszapfen und das Einbringen zusätzlicher Spezial- und Spongiosaschrauben.
- Biologische Verträglichkeit durch die Hydroxylapatit- oder Titanbeschichtung.
- Sekundärstabilität durch Knochenintegration aufgrund der Oberfläche mit Makro- und Mikrostrukturierung.

Zur Biomechanik der natürlichen und künstlichen Hüftgelenkpfanne

B. Kummer

1. Die natürliche Pfanne

Der klinisch bedeutsamste biomechanische Parameter ist die Größe der Materialbeanspruchung, hier insbesondere die Beanspruchung des Gelenkknorpels. Von ihr hängt es ab, ob der Knorpel erhalten bleibt, wegen zu geringer Beanspruchung schwindet oder durch Überbeanspruchung zerstört wird.

Hyalinknorpel ist - im Gegensatz zum Knochen - ein äußerst empfindliches Gewebe, das nur in einem eng begrenzten mechanischen Milieu unverändert erhalten bleibt. Der typische Erhaltungsreiz für das unter dem Einfluß hydrostatischen Drucks differenzierte Knorpelgewebe (PAUWELS 1965) ist stetige Deformation durch intermittierend einwirkende Druckbelastung (s. KUMMER 1980). Der Toleranzbereich für diese Druckdeformation ist recht eng. Zu große Deformation hat eine bindegewebige Degeneration des Knorpels zur Folge, während zu geringe Deformation (chondrale) Ossifikation nach sich zieht (Abb. 1).

Die klassische Form der Facies lunata entsteht unter den hier skizzierten Existenzbedingungen des Hyalinknorpels (KUMMER 1968, 1974, 1979, 1985; TILLMANN 1969). Für die Beurteilung von Formvarianten oder Defekten ist daher die Kenntnis der Druckverteilung über die Gelenkfläche von ausschlaggebender Bedeutung.

Die Größe der Druckbeanspruchung ist zwar grundsätzlich eine Funktion der Größe der Belastung, aber ihre Verteilung über die belastete Fläche hängt von der Position des Lastangriffs innerhalb dieser Fläche ab. So hat bereits PAUWELS (1965, 1973) sehr eindrücklich gezeigt, daß es bei exzentrischer Lage der Last im Hüftgelenk zu enormen Spannungsspitzen kommen kann.

Die „maßgebliche" Last, die das Hüftgelenk zu tragen hat, ist die *Hüftgelenkresultierende* (PAUWELS 1965). Sie setzt sich aus dem Körperteilgewicht G5, das auf dem Stützbein liegt (Gesamtkörpergewicht abzüglich des Gewichtes des Stützbeins), und der Muskelkraft der Hüftabduktoren zusammen. BERGMANN u. Mitarb. (1989) haben mit Hilfe einer Meßendoprothese gezeigt, daß diese Resultierende beim langsamen Gehen bis zu 4 km/h die gleiche Größe und Richtung besitzt wie beim Stehen auf einem Bein (dem jeweiligen Stützbein). Damit erhält die statische Behandlung des Problems, wie sie nach dem Vorbild von Pauwels heute noch vielfach vorgenommen wird, ihre Rechtfertigung.

Ausgehend von diesen Grundlagen wurde ein Computermodell von Becken und Femur entwickelt, das es erlaubt, unter Berücksichtigung der speziellen individuellen morphologischen Parameter Lage und Größe der Hüftgelenkresultierenden zu berechnen und abzubilden (KUMMER 1988, 1989). Abweichend von dem Grundmodell (PAUWELS 1965) wurden auf der Seite der Abduktoren auch die Spanner des Tractus

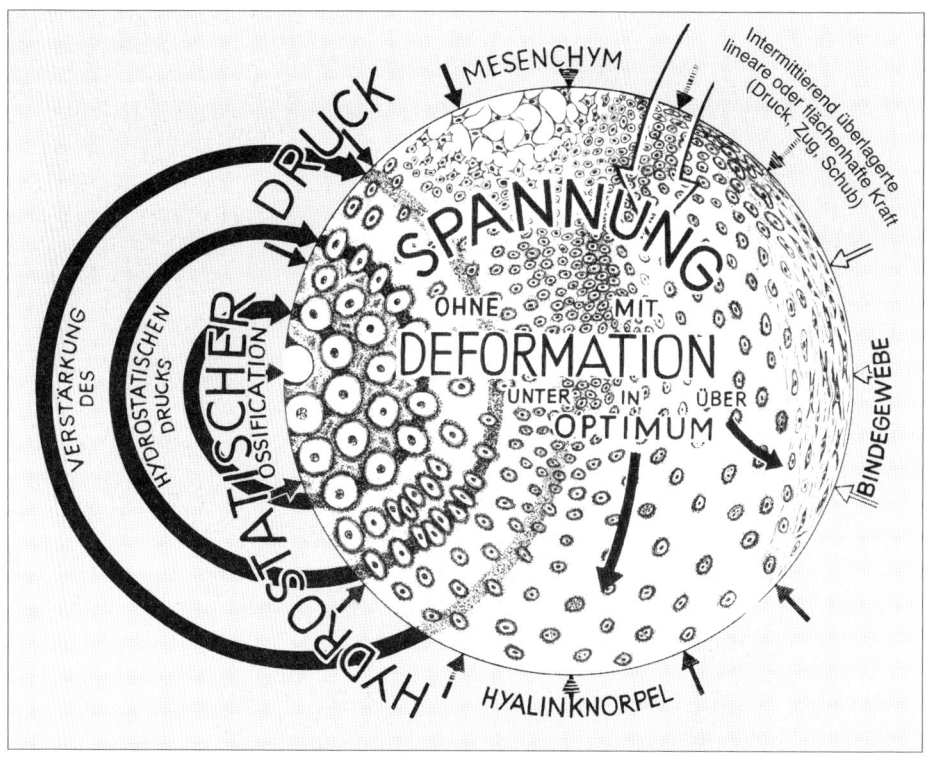

Abb. 1: Reaktion des Hyalinknorpels auf die mechanische Beanspruchung. Der spezifische Bildungsreiz für Knorpelgewebe ist hydrostatischer Druck. Bei fortbestehendem hydrostatischen Druck quellen die Knorpelzellen und chondrale Ossifikation wird eingeleitet (linke Seite). Starke Deformation (durch überlagerten Druck, Zug oder Schub) führt dagegen zu bindegewebiger Deformation (rechte Seite). Nur unter dosierter intermittierender Deformation bleibt Knorpelgewebe auf die Dauer erhalten (Mitte).

iliotibialis berücksichtigt und das Bein wurde in Funktionsstellung gebracht, so daß sich die Stützfläche des Fußes genau senkrecht unter dem Gesamtkörperschwerpunkt befindet (Abb. 2).

Obwohl das Ebenmaß der Kugelform nicht absolut exakt eingehalten ist, kann das Hüftgelenk für die mechanische Analyse in dem hier interessierenden Rahmen als Kugelgelenk angesehen werden. Ferner kann davon ausgegangen werden, daß die Reibung so außerordentlich gering ist, daß sie für die folgenden Betrachtungen vernachlässigt werden darf. Dann steht fest, daß über den Gelenkspalt hinweg nur Normalkräfte (d.h. auf die Gelenkoberfläche senkrecht auftreffende Kräfte) übertragen werden können. Jede parallel zur Oberfläche gerichtete Komponente würde eine Bewegung im Gelenk bewirken. Das aber soll durch den Einsatz von Muskeln (in unserem Fall der Hüftabduktoren) verhindert werden, um das Bein in einer bestimmten Stellung zu halten. Diese *Gleichgewichts-*

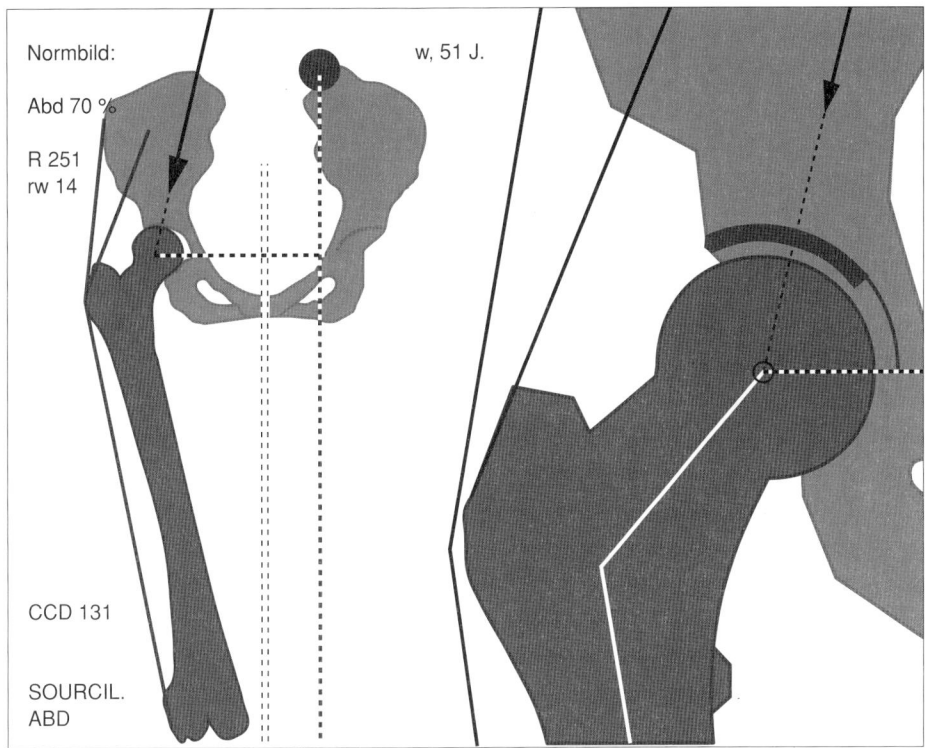

Abb. 2: Computermodell von Becken und rechtem Hüftgelenk nach den Konturen des Röntgenbildes einer 51jährigen Frau. Der im Röntgenbild gemessene CCD-Winkel beträgt 131°, das Körperteilgewicht G5 (Körpergewicht abzüglich des Gewichtes des Stützbeins) ist zu 65 kg angenommen. An der Abduktionskraft der Hüfte sind die kleinen Guttäen mit 70%, die Spanner des Tractus iliotibialis mit 30% beteiligt. Die Hüftgelenkresultierende R beträgt 251 kp und ist um 14° gegen die Vertikale geneigt. Im rechten vergrößerten Bildausschnitt ist das Diagramm der Druckverteilung im Pfannendach schwarz eingezeichnet.

bedingung erfordert es nun, daß die *Gelenkresultierende stets senkrecht auf die Gelenkfläche auftreffen* muß. Im Kugelgelenk ist diese Bedingung grundsätzlich erfüllt, wenn die Wirklinie der Resultierenden durch den Kugelmittelpunkt verläuft.

Wie (PAUWELS 1965) bereits früher gezeigt hatte, hängt die Druckverteilung im Hüftgelenk („Spannungsverteilung") von der Lage der Gelenkresultierenden innerhalb der druckaufnehmenden Gelenkfläche („Tragfläche") ab. Da der subchondrale Knochen mit Anbau und Kalksalzeinlagerung (Verdichtung), bzw. Abbau und Entkalkung (Osteolyse) sehr empfindlich auf die örtliche Beanspruchungsgröße reagiert, bildet sich das Diagramm der Druckverteilung im Pfannendach in einer entsprechenden Dichtezone im Röntgenbild ab (Abb. 3). Die Proportionalität zwischen Span-

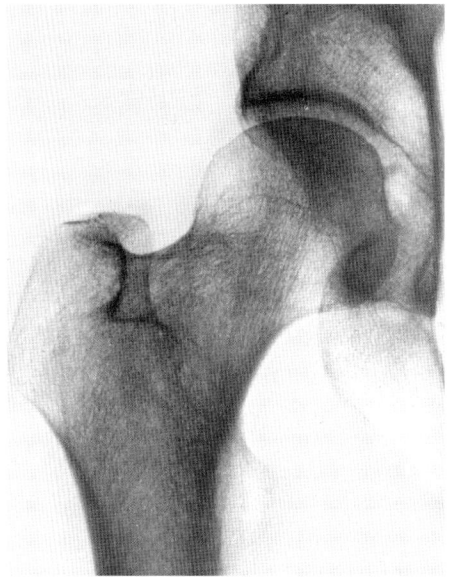 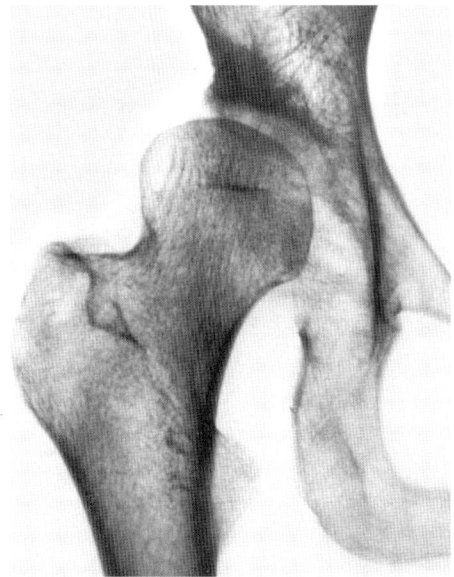

Abb. 3a   *Abb. 3b*

Abb. 3a, b: Dichtezone im Knochen des Pfannendaches als Materialisation des Druckverteilungsdiagramms (vgl. Abb. 2).
a: Normale, gleichmäßig hohe Dichtezone („sourcil") im Pfannendach.
b: Nach der Pfannenecke ansteigende Dichtezone („PAUWELSsches Dreieck") im Pfannendach bei Subluxation des Femurkopfes und entsprechendem lateralen Druckanstieg.

nungsgröße (Höhe des lokalen Drucks) und Knochendichte gilt allerdings nur innerhalb eines gewissen Toleranzbereichs. Wird dessen obere Grenze überschritten, so wird anstelle weiteren Anbaus und Dichtezunahme nunmehr Knochen abgebaut (Abb. 4), wie das bei fortgeschrittener Coxarthrose im Pfannendach und Femurkopf zu beobachten ist.

2. Die Kunstpfanne der TEP

Hier sind die Konsequenzen der Beanspruchung im Niveau der Gelenkfläche für die Wahl des Materials und insbesondere für die Beurteilung des Abriebs und der Reibung im Gelenk bedeutungsvoll. Das ist demnach ein Problem der Prothesenherstellung. An dieser Stelle soll aber vielmehr die Frage betrachtet werden, welche Kräfte von der implantierten Pfanne auf das knöcherne Lager übertragen werden und wie der Knochen auf diese Beanspruchung reagiert. Sie ist für ein unzementiertes Implantat relativ klar zu beantworten, während bei der zementierten Implantation so viele Imponderabilien eine Rolle spielen, daß von deren Betrachtung hier abgesehen werden soll.

Im Gegensatz zur Gelenkfläche können an der Grenzfläche zwischen Implantat und Knochen sowohl Normal- als auch Tangentialkräfte übertragen werden. Normale Druckkräfte, sofern sie nicht den oben definierten Toleranzbereich des Knochens

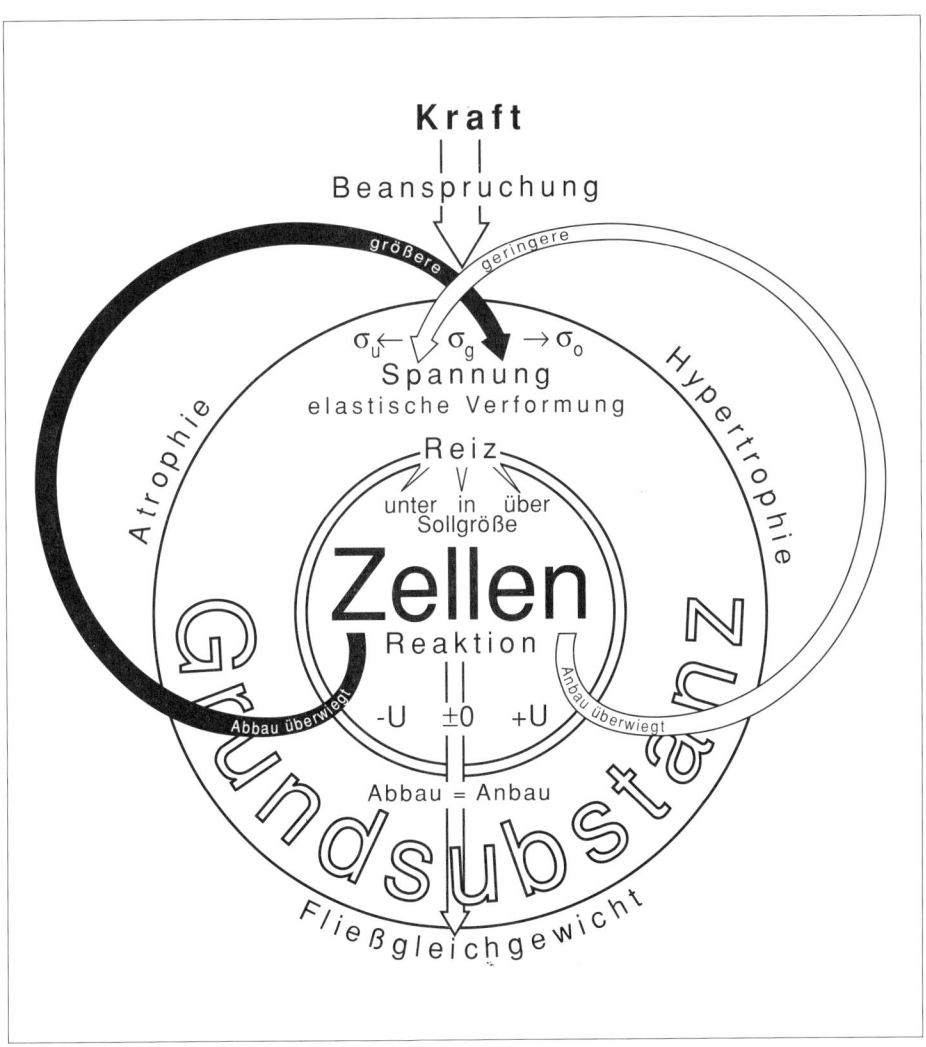

Abb. 4: In seiner Reaktion auf die aktuelle mechanische Beanspruchung reagiert der Knochen wie ein technischer Regler, indem er durch An- oder Abbau die Menge des Widerstand leistenden Materials so bemißt, daß stets die gleiche Spannungsgröße („Sollgröße") eingehalten wird. Nimmt die Belastung zu, so steigt auch die Spannung in der Knochengrundsubstanz an und die Balance zwischen den knochenbildenden Osteoblasten und den grundsubstanzabbauenden Osteoklasten wird zugunsten der Knochenbildner verschoben (+U, Hypertrophie; rechte Seite). Wenn dadurch überschüssig Knochengewebe gebildet wird, so sinkt die Spannung bei gleichbleibender äußerer Belastung unter den Sollwert, und durch ein Überwiegen der Tätigkeit der Osteoklasten wird Grundsubstanz abgebaut (-U, Atrophie; linke Seite). So pendelt sich die Knochenmenge letztendlich auf einen Wert ein, bei dem die Spannungen in der Sollgröße liegen (Mitte): funktionelle Anpassung.

überschreiten, sorgen für einen festen Kontakt zwischen der Kunstpfanne und ihrem knöchernen Lager. Tangentialkräfte beanspruchen dagegen den Scherwiderstand an den Grenzflächen und gefährden damit den festen Sitz der Pfanne. Das Problem besteht also darin, dafür zu sorgen, daß überall im Implantatlager ausschließlich Normalkräfte auftreten.

Diese Problematik soll mit Hilfe eines Computermodells untersucht werden, das es gestattet, die Kraftübertragung bei verschiedenen implantierten Pfannentypen zu analysieren. Grundlage bildete das oben beschriebene Modell der Beanspruchung des Hüftgelenks. Größe und Richtung der Gelenkresultierenden werden, der besseren Vergleichbarkeit wegen, in den folgenden Betrachtungen konstant gehalten (sind aber im Prinzip variabel). Die Abbildungen zeigen lediglich die Kunstpfanne und die Spannungsdiagramme an der Kontaktfläche zum Knochen. Die Gelenkresultierende ist durch einen Pfeil dargestellt, ihre Richtung ist als Neigungswinkel gegen die Vertikale angegeben und ihre Größe ist zu 100% gesetzt, da es in diesem Zusammenhang lediglich auf die Gestalt und relative Höhe der Spannungsdiagramme ankommen soll.

Bei naiver Betrachtung scheint die einfachste Lösung in einer sphärischen Außenform des Implantats zu bestehen, weil die aus Gleichgewichtsgründen auf den Gelenkmittelpunkt gerichtete Hüftgelenkresultierende dann an jeder Stelle des halbkugeligen Implantatlagers senkrecht auftreffen muß. Damit ist eine normale Kraftübertragung gewährleistet.

Die Problematik dieser Prothesengestalt zeigt sich aber bei Betrachtung des Spannungsdiagramms an der Grenzfläche zwischen Implantat und Knochen (Abb. 5). Aus Gründen der Gelenkmechanik und wegen sonst fehlender Deckung durch den Knochen des Hüftbeins kann die Prothesenpfanne nicht in so starker Neigung implantiert werden, daß die Gelenkresultierende auch nur annähernd zentral in der Kontaktfläche mit dem Knochen aufträfe. Das bedeutet demnach grundsätzlich eine erhebliche Exzentrizität der Resultierenden im Implantatlager und folglich ein sehr ungleichmäßiges, nach lateral mehr oder weniger stark ansteigendes Spannungsdiagramm. Es hängt nun von der Höhe der Spannungsspitze am Pfannenrand ab, ob diese noch im Toleranzbereich des Knochengewebes liegt. Wenn sie ihn überschreitet, kommt es dort zu der oben geschilderten Überbeanspruchungsosteolyse. Auf jeden Fall aber wird Knochengewebe in jenen Bereichen reduziert, in denen die aktuelle Spannung den „Spannungssollwert" unterschreitet (vgl. Abb. 4). Dies gilt grundsätzlich für den medialen und kaudalen Abschnitt des Pfannenlagers. Wenn dort aber Knochengewebe resorbiert wird, so bedeutet dies eine Lockerung der Pfanne. Wackelbewegungen und damit verbundene Schmerzen sind die Folge.

Befestigungsschrauben können hier nur sehr bedingt hilfreich sein, weil sie, wenn es erst einmal zu der beschriebenen Knochenresorption gekommen ist, einer pulsierenden Biegebeanspruchung unterliegen, die leicht zu Ermüdungsbrüchen führen kann.

Die positive Wirkung eines Spannrings oder anderer Einrichtungen, die Expansionskräfte erzeugen, ist zeitlich begrenzt. Durch die oben geschilderte funktionelle Anpassung baut der Knochen unter konstanter Beanspruchung im Laufe der Zeit die Spannungen soweit ab, daß sich die Spannkraft der entsprechenden Konstruktion letztendlich erschöpft. Das kann allerdings Jahre in Anspruch nehmen.

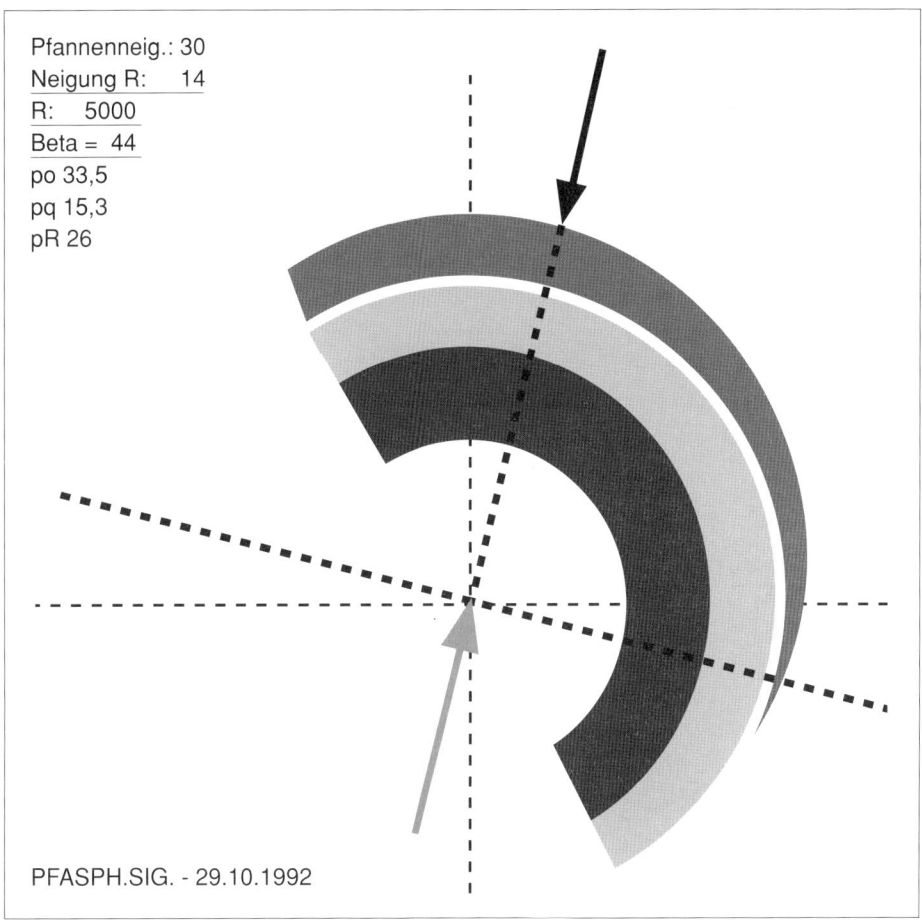

Abb. 5: Spannungsverteilung im knöchernen Lager einer zementfrei implantierten sphärischen Prothesenpfanne.
Schwarz: Pfanneninlay, hellgrau: Pfannenschale, dunkelgrau: Spannungsdiagramm. Die Neigungen von Pfanne und Gelenkresultierender R sind in Winkelgrad gegen die Vertikale angegeben. R: Gelenkresultierende (in willkürlich vorgegebenen Einheiten), Beta: Winkelabstand der Resultierenden vom Pfannenrand, po: Partialkraft der Resultierenden bezogen auf die Ebene senkrecht zu R am Pfannenrand (links), pq: Partialkraft am rechten Rand der gleichen Ebene, pR: Größe der Partialkraft auf der Wirklinie von R.

Aus diesen Betrachtungen folgt, daß die sphärische Pfanne keineswegs die optimale Lösung des Problems darstellt.

Eine konische Außenform der Prothesenpfanne verzichtet von vornherein auf eine Ausrichtung des Pfannenlagers rechtwinklig zur Verlaufsrichtung der Gelenkresultierenden (Abb. 6). Hier werden Tangentialkräfte dadurch eliminiert, daß die Lagerungsflächen gegeneinander abgewinkelt sind, so daß eine wirkliche Tangentialverschiebung unmöglich ist.

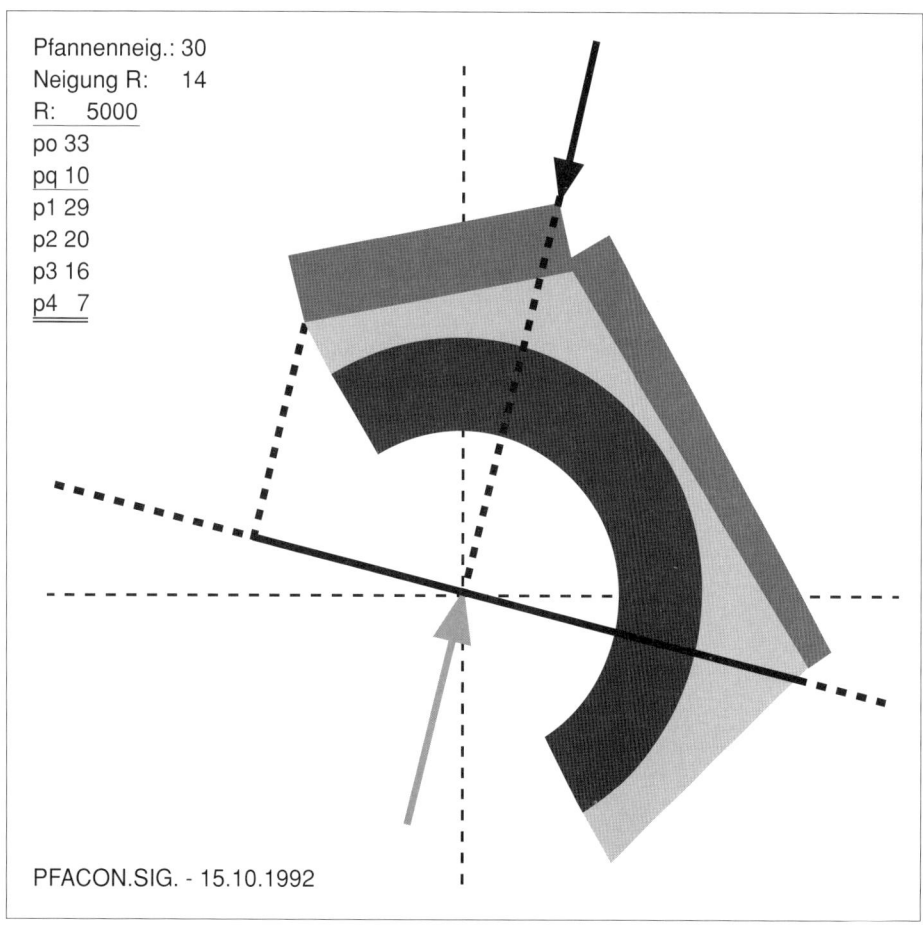

Abb. 6: Spannungsverteilung im knöchernen Lager einer zementfrei implantierten konischen Prothesenpfanne.
Gleiche Bezeichnungen wie in Abb. 5. Außerdem: p1: Spannungswert am linken Ende der Flanke (außen), p2: Spannungswert am rechten Ende der Flanke (Implantatbasis), p3: Spannungswert an der oberen Ecke der Implantatbasis, p4: Spannungswert an der unteren Ecke der Implantatbasis. Die Spannungsgrößen p1 bis p4 sind noch recht unausgeglichen.

Um das Spannungsdiagramm im Pfannenlager zu berechnen, muß nun die Resultierende in Komponenten zerlegt werden, die jeweils auf den Kontaktflächen zwischen Implantat und Knochen senkrecht stehen. Das Ergebnis ist eine wesentlich ausgeglichenere Spannungsverteilung als bei der sphärischen Pfanne (vgl. Abb. 5 und 6). Durch Variation von Konuswinkel und Neigung bei der Implantation läßt sich eine fast ideale Spannungsverteilung im Implantatlager erreichen (Abb. 7).

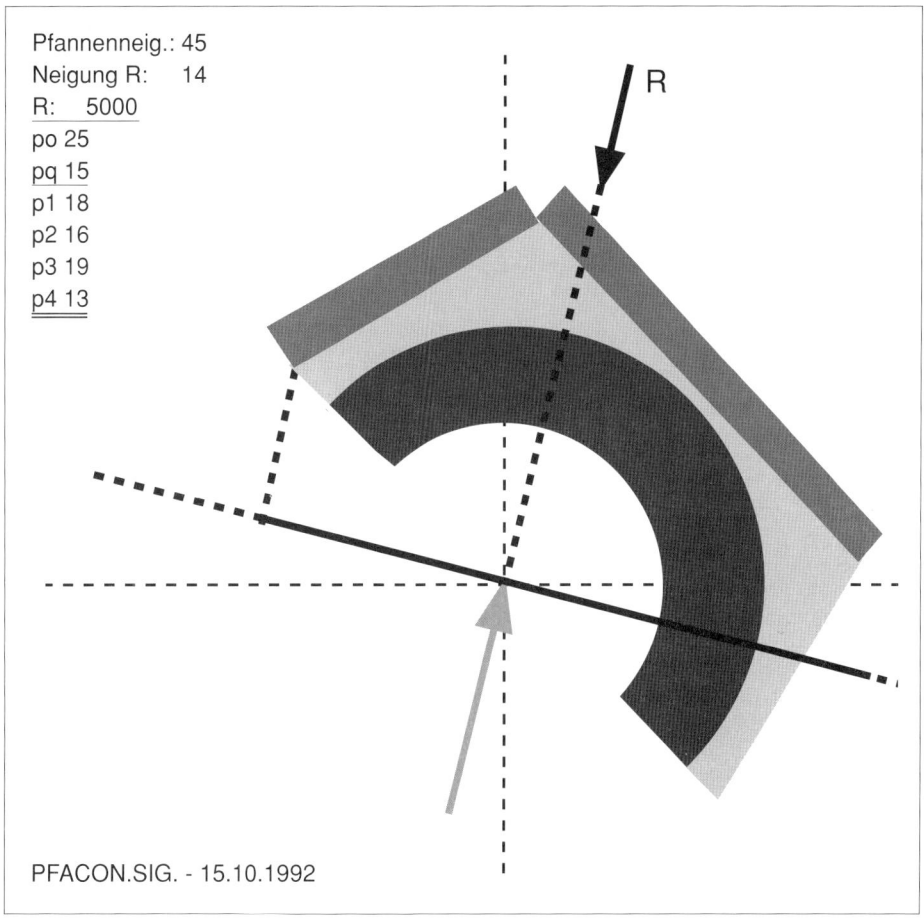

*Abb. 7: Spannungsverteilung im knöchernen Lager einer zementfrei implantierten konischen Prothesenpfanne mit größerer Neigung gegen die Vertikale.
Gleiche Bezeichnungen wie in Abb. 6. Die Spannungsgrößen p1 bis p4 sind jetzt weitaus besser ausgeglichen.*

Die Schraubpfanne bietet darüber hinaus den Vorteil, daß durch die Schraubenwindungen die (kraftaufnehmende) Kontaktfläche mit dem Knochen vergrößert wird, was den übertragenen Druck pro Flächeneinheit (Spannung) herabsetzt und noch gleichmäßiger verteilt (Abb. 8). Des weiteren kann, je nach der Stellung der Schraubenlamellen, nun auch medial-kaudal, im „Windschatten" der Beanspruchung, Druck übertragen werden.

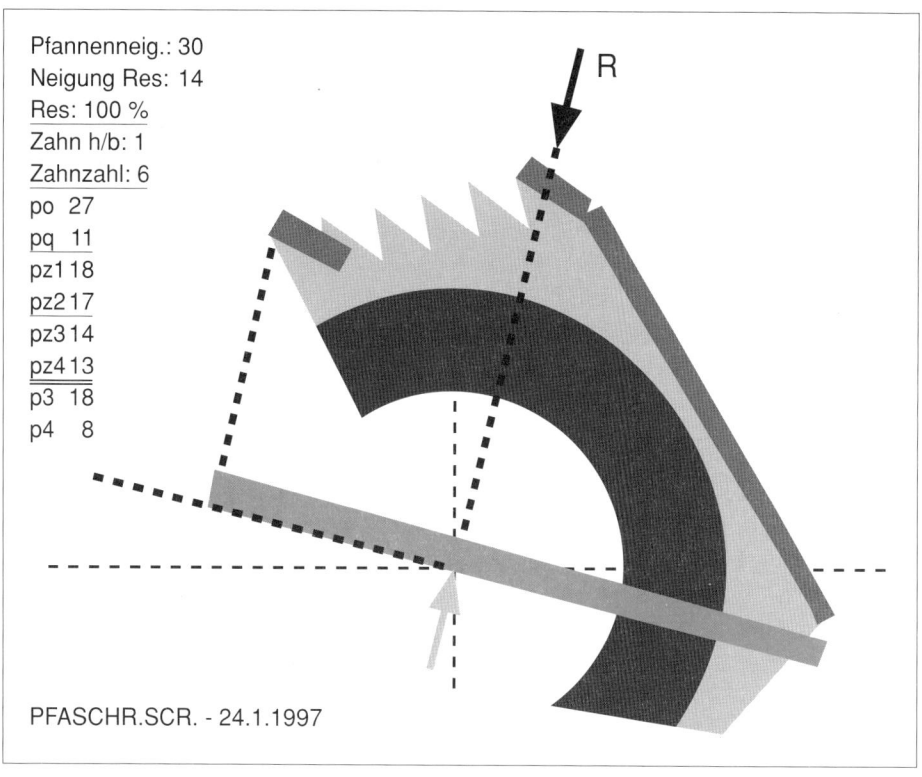

Abb. 8a

Abb. 8a, b: *Spannungsverteilung im knöchernen Lager einer zementfrei implantierten Schraubpfanne.*

Die Gelenkresultierende ist hier zu 100% gesetzt, 6 Schraubenwindungen sind vorgegeben („Zahnzahl"), das Verhältnis von Höhe zur Basis jeder Windung (h/b) ist 1:1. po und pq haben die gleiche Bedeutung wie in Abb. 5, das entsprechende Spannungsdiagramm ist hier wiedergegeben (unmittelbar über dem unteren, grauen Pfeil). - pz1 und pz2 sind die Spannungswerte an der unteren, pz3 und pz4 die Werte an der oberen (basisnahen) Schraubenwindung. p3 und p4 sind die Spannungen an beiden Enden des Spannungsdiagramms der Prothesenbasis.

Pfannenneigung 30° gegen die Vertikale, die Spannungen pz1 bis pz4 und p3, p4 weisen noch recht große Differenzen auf.

3. Schlußfolgerungen für die Gestaltung der zementfreien Prothesenpfanne

Ein dauerhaft fester Sitz des zementfreien Implantats hängt von einer möglichst großflächigen und gleichmäßigen Kraftübertragung im Pfannenlager ab, deren Größenordnung innerhalb der Toleranzbreite der funktionellen Anpassung des Knochengewebes liegen sollte. Bei Spannungswerten unterhalb der „Sollspannung" (vgl. Abb. 4) ist allerdings mit lokaler Knochenresorption und in deren Folge mit Pfannenlockerung zu rechnen.

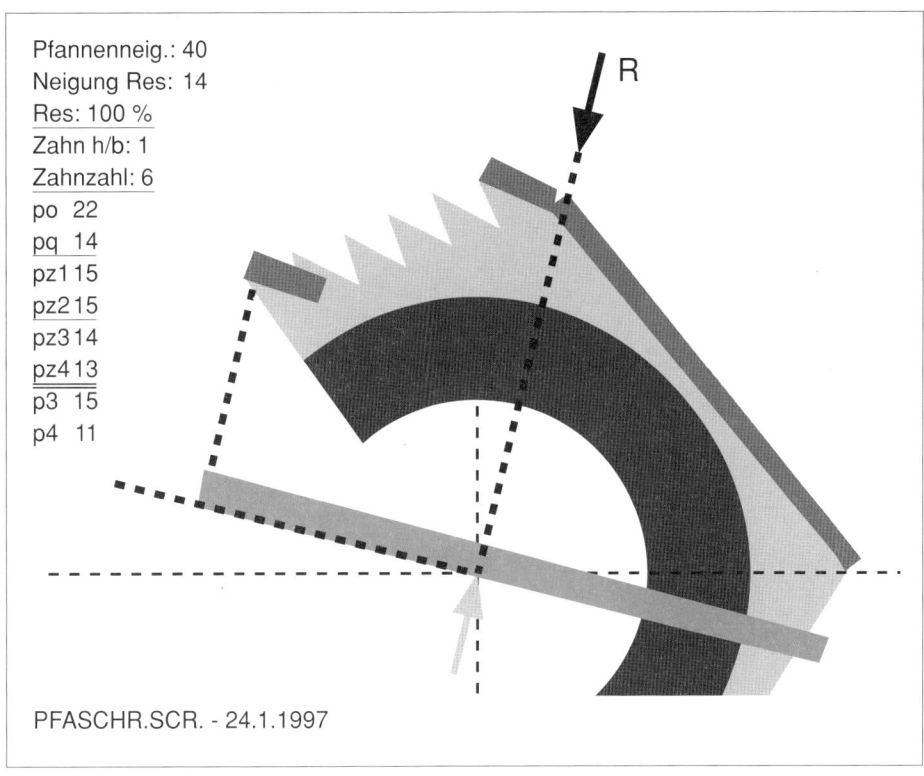

Abb. 8b
Abb. 8a, b: *Spannungsverteilung im knöchernen Lager einer zementfrei implantierten Schraubpfanne.*
Die Gelenkresultierende ist hier zu 100% gesetzt, 6 Schraubenwindungen sind vorgegeben („Zahnzahl"), das Verhältnis von Höhe zur Basis jeder Windung (h/b) ist 1:1. po und pq haben die gleiche Bedeutung wie in Abb. 5, das entsprechende Spannungsdiagramm ist hier wiedergegeben (unmittelbar über dem unteren, grauen Pfeil). - pz1 und pz2 sind die Spannungswerte an der unteren, pz3 und pz4 die Werte an der oberen (basisnahen) Schraubenwindung. p3 und p4 sind die Spannungen an beiden Enden des Spannungsdiagramms der Prothesenbasis.
Pfannenneigung 40°, die Spannungen sind jetzt weit besser ausgeglichen.

Die *sphärische Pfanne* bietet die schlechteste Voraussetzung zur Erfüllung dieser Bedingungen, weil die sehr ungleichmäßige Spannungsverteilung im Pfannenlager auch durch Änderung der Implantatneigung im Prinzip nicht ausgeglichen werden kann.

Bessere Möglichkeiten ergeben sich bei der *konischen Pfanne,* indem durch Variation von Konuswinkel und Implantatneigung eine nahezu gleichmäßige Spannungsverteilung im Pfannenlager zu erreichen ist.

Weitere Egalisierung und auch Herabsetzung der auf den Knochen übertragenen Spannungen sind die Vorteile der *Schraubpfanne*. Durch die Schraubenlamellen wird die tragende Fläche vergrößert und es werden auch im medial-kaudalen Bereich Flächen geschaffen, die Anteile des von der Gelenkresultierenden ausgeübten Drucks aufnehmen können.

4. Zusammenfassung

1. Größe und Richtung der Hüftgelenkresultierenden werden durch die Gleichgewichtsbedingungen am Kugelgelenk bestimmt. Diese verlangen, daß die Wirklinie der Resultierenden durch den Kugelmittelpunkt (das Rotationszentrum) verläuft. Sie steht dann per definitionem auf der Kugeloberfläche (Gelenkfläche) senkrecht.
2. Das biologische Gelenk kann praktisch als reibungsfrei angesehen werden, deshalb können von einer Gelenkfläche auf die andere ausschließlich Normalkräfte übertragen werden.
3. Die Druckverteilung (Spannungsverteilung) im Gelenk hängt von der Lage der Resultierenden innerhalb der kraftaufnehmenden Fläche („Tragfläche") ab.
Sie ist gleichmäßig, wenn die Resultierende im Zentrum der Tragfläche auftrifft. Liegt die Resultierende exzentrisch, so steigen die Spannungen nach jenem Rand der Tragfläche an, der ihr am nächsten liegt.
4. Knorpelgewebe reagiert besonders empfindlich auf die lokale Druckspannungsgröße. Es bleibt auf Dauer nur dort erhalten, wo sich der Druck innerhalb bestimmter Grenzen hält. Bei größerer Druckdeformation degeneriert der Gelenkknorpel zu Bindegewebe, bei zu geringer Druckbelastung wird er durch Knochengewebe ersetzt (chondrale Ossifikation).
5. Im Röntgenbild des Pfannendachs wird das Diagramm der Druckspannungsverteilung als Verdichtungszone des Knochengewebes sichtbar. Bei zu hoher lokaler Druckspannung wird Knochengewebe resorbiert („paradoxe Osteolyse").
6. Die Spannungsverteilung im Knochenlager zementfrei implantierter Prothesenpfannen wurde mit Hilfe eines Computermodells untersucht.
7. Die sphärische Pfanne zeigt stets ein ungleichmäßiges, nach dem lateralen Pfannenrand ansteigendes Spannungsdiagramm. Dabei lassen sich Zonen erkennen, in denen Knochengewebe wegen zu geringer oder zu hoher Druckspannung resorbiert wird. Dies bedingt eine Pfannenlockerung.
8. Wesentlich ausgeglichener ist das Spannungsdiagramm im Pfannenlager konischer Prothesenpfannen. Die Lockerungsgefahr ist deshalb weitaus geringer.
9. Schraubpfannen haben den weiteren Vorteil, daß - je nach Breite und Neigung der Schraubenlamellen - die Spannungen im Pfannenlager herabgesetzt und besser verteilt werden. Darüber hinaus kann auch die medial-kaudale Zone des Lagers in die Druckübertragung einbezogen werden.

Literatur

(1) BERGMANN, G., ROHLMANN, A., GRAICHEN, F.: In vivo Messung der Hüftgelenksbelastung. Z. Orthop. 127, 672-679 (1989)
(2) KUMMER, B.: Die Beanspruchung des menschlichen Hüftgelenks: I. Allgemeine Problematik. Z. Anat. Entw. gesch. 127, 277-285 (1968)

(3) KUMMER, B.: Biomechanik der Gelenke (Diarthrosen). Die Beanspruchung des Gelenkknorpels. In: Biopolymere und Biomechanik von Bindegewebssystemen. 7. Wiss. Konf. Dtsch. Nat. forsch. u. Ärzte. Springer, Berlin - Heidelberg - New York, 19-28 (1974)

(4) KUMMER, B.: Die Tragfläche des Hüftgelenks. Z. Orthop. 117, 693-696 (1979)

(5) KUMMER, B.: Form und Funktion. In: A.N. Witt, H. Rettig, K.F. Schlegel, M. Hackenbroch, W. Hupfauer (Hrsg.): Orthopädie in Praxis und Klinik. G. Thieme, Stuttgart - New York, S. 1.1 - 1.48, (1980)

(6) KUMMER, B.: Einführung in die Biomechanik des Hüftgelenks. Springer, Berlin - Heidelberg - New York (1985)

(7) KUMMER, B.: Biomechanischer Aspekt der Luxationshüfte. Orthopäde 17, 452-462 (1988)

(8) KUMMER, B.: Die Beanspruchung des Hüftgelenks nach hüft- und knienahen Osteotomien. Orthop. Praxis 25, 762-771 (1989)

(9) PAUWELS, F.: Gesammelte Abhandlungen zur Biomechanik des Bewegungsapparates. Springer, Berlin - Heidelberg - New York (1965)

(10) PAUWELS, F.: Atlas zur Biomechanik der gesunden und kranken Hüfte. Springer, Berlin - Heidelberg - New York (1973)

(11) TILLMANN, B.: Die Beanspruchung des menschlichen Hüftgelenks: III. Die Form der Facies lunata. Z. Anat. Entw. gesch. 128, 329-349 (1969)

Prinzipien und Charakteristika der RM-Pfanne

B. Gasser • R. Mathys jun.

Einleitung

Der klinische Erfolg orthopädischer Implantate steht in engem Zusammenhang mit den Wechselwirkungen am Implantat/Knochen-Interface. Neben biologischen Aspekten werden Unterschiede im mechanischen Verhalten zwischen metallischen Implantaten und Knochen als wesentlichste Ursachen für Interface-Mikrobewegungen und den Verlust der Langzeitstabilität aufgeführt. Die Entwicklung der RM-Pfanne als Monoblockimplantat aus Polyethylen mit einem vergleichsweise elastischen Verhalten trägt diesem Umstand Rechnung. Sie zielt auf eine Dämpfung der festigkeits- und elastizitätsbedingten Unstetigkeiten im Übergang von Implantat in den Knochen ab. Diese Unstetigkeiten sind nie vollständig zu eliminieren, sind mit dem Übergang vom metallischen oder keramischen Hüftkopf in den acetabulären Beckenknochen doch grundsätzliche Materialunterschiede vorgegeben. Um so wichtiger scheint die Tatsache, daß ein Implantat die technisch mögliche Dämpfungsfunktion weitgehend übernimmt und diese nicht durch ein starres System kompromittiert wird.

Zu berücksichtigen ist, daß das Becken eine äußerst kompliziert aufgebaute dreidimensionale Struktur ist, bei welcher der Ausschnitt des Acetabulums quasi durch drei Säulen (Ilium, Ischium, Pubis) gestützt wird. Die Materialeigenschaften sind in diesem Bereich des menschlichen Beckens im wesentlichen durch die spongiöse Knochenstruktur mit einer dünnen bis sehr dünnen kortikalen Schale gegeben. Mit der mechanischen Beanspruchung, die allein aufgrund der täglichen Aktivitäten des Menschen auf das Hüftgelenk und das Becken einwirken, wird die Überlegung bezüglich eines werkstofftechnisch gesehen ausgleichenden und dämpfenden Elementes nur verständlicher. Gegeben durch die Geometrie, die Knocheneigenschaften und die äußerst dynamische Belastung, die sowohl in ihrer Größe, in ihrer Richtung und auch im zeitlichen Verhalten stark variieren, ist das Becken unweigerlich elastischen Deformationen ausgesetzt. Derartige Überlegungen müssen der Entwicklung eines Pfannenimplantates zugrunde gelegt werden. Sie wurden denn auch bei der Realisierung der RM-Pfanne als wesentliche Vorgaben beachtet.

Aus der klinischen Anwendung sind eine Reihe weiterer Anforderungen an Pfannenimplantate oder allgemein ossär verankerte Endoprothesen zu stellen. Diese können bezüglich der Primär- und der Sekundärstabilität klassiert werden. Für die Primärstabilität ist eine schonende und genaue Vorbereitung des Implantatbettes, also die OP-Technik und damit der initiale, postoperative Halt des Implantates verantwortlich. Das Design des Implantates und der zur Implantation verwendeten Instrumente muß dabei so konzipiert sein, daß ein initialer Formschluß möglich ist und ein direkter Knochenkontakt erzielt werden kann. Die Sekundärstabilität muß über die Osseointegration des Implantates erreicht werden, damit eine Langzeitfixation ohne Relativbewegungen zwischen Implantat und Gewebe ermöglicht und eine aseptische Lockerung verhindert werden kann. Diesbezüglich ist die Biokompatibilität des Implantates, d. h. seine funktionale und biologische Verträglichkeit, gegeben durch das Design, die Material- und die Oberflächeneigenschaften, von großer Bedeutung.

Aus diesen Darstellungen wird offensichtlich, daß Implantate bezüglich Strukturverhalten und Oberflächeneigenschaften gesondert beurteilt und optimiert werden müssen. Die RM-Pfanne ist deshalb als Monoblockimplantat aus einem möglichst knochenähnlichen Implantatwerkstoff hergestellt und zusätzlich mit einer Beschichtung versehen, welche das Strukturverhalten des Implantates nicht beeinflußt. Als Implantatwerkstoff wird ultrahochmolekulares Polyethylen (UHMW-PE) verwendet, welches über einen Elastizitätsmodul von ca. 1000 N/mm^2 verfügt (im Vergleich: Knochen = 500-6000 N/mm^2; Reintitan = 105'000 N/mm^2). Über die letzten 20 Jahre gesehen stellt das UHMW-PE als Pfannenmaterial auch den erfolgreichsten Partner bezüglich Verschleißung in der Artikulation dar. In Kombination mit metallischen und keramischen Hüftköpfen werden grundsätzlich ausgezeichnete Verschleißraten (ca. 0,1mm/Jahr) erreicht, die, wie jüngste klinische Erfahrungen aber zeigen, den Anforderungen leider nicht ganz genügen.

Auch bezüglich den Anforderungen an die Gestaltung der Kontaktflächen zum Knochen kann eine Klassierung vorgenommen werden, indem bezüglich Größenmaßstab zwischen Makrostruktur und Mikrostruktur unterschieden wird. Dabei soll die Gestaltung der Makrostruktur der Verbesserung der Lasteinleitung auf das Implantat, der Vergrößerung der Kontaktfläche zwischen Implantat und Gewebe und damit einem verbesserten Formschluß dienen. Mit der Mikrostruktur soll die Oberflächenrauhigkeit des Implantates weiter verstärkt werden, damit auch zwischen Implantat und Gewebestrukturen in Zellgröße ein mechanischer Verbund möglich wird. Die topographischen Eigenschaften der Implantatoberfläche ergeben sich somit als Überlagerung der Makro- und Mikrostruktur. Für die RM-Pfanne typische Merkmale der Makrostrukturierung sind:
- die sphärische Form,
- die Verankerungszapfen,
- die zirkulären Rillen,
- die tangentialen Einstiche,
- die Bohrungen für die Befestigungsschrauben (Abb. 1).

Die Mikrostrukturierung wird durch die Beschichtung der RM-Pfanne mit Hydroxylapatit-Granulaten oder Titanpulverpartikeln erreicht und soll folgenden Anforderungen und Zielen gerecht werden:
- bessere Biokompatibilität,
- höhere Oberflächenhärte,
- verstärkte Oberflächenstrukturierung durch höhere Oberflächenrauhigkeit,
- Erhalt der biomechanischen Eigenschaften (Formelastizität).

In bezug auf die Gestaltung der Oberflächenmikrostruktur wird die RM-Pfanne mit zwei verschiedenen Beschichtungstypen angeboten. Zum einen mit einer Hydroxylapatit-Keramik-Beschichtung aus langzeitbeständigen (nicht resorbierbaren) Granulaten der Größe 125 - 250 µm. Diese fördern infolge ihrer bioaktiven und osteokonduktiven Eigenschaften den direkten Knochenkontakt resp. das Knochenwachstum entlang der Implantatoberfläche und

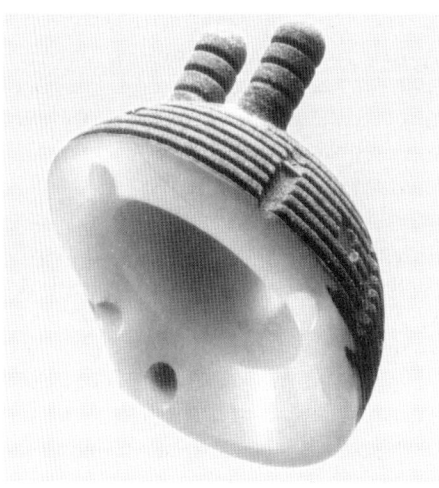

Abb. 1: RM-Pfanne mit Reintitanbeschichtung zur Optimierung der Oberflächeneigenschaften mittels Mikrostrukturierung. Die für dieses Implantat typischen Zapfen und Rillen sind Bestandteile der Makrostruktur der Implantatoberfläche.

verbessern damit die Implantatverankerung. Mit der Pulverpartikelbeschichtung aus Reintitan (Partikelgröße 100-200 µm) erhält das Implantat eine bioinerte, damit für die Osseointegration vorteilhafte, korrosionsbeständige Oberflächenschicht. Der Aufbau der beiden Beschichtungen ist grundsätzlich gleich und derart, daß die Partikel einzeln in der Implantatoberfläche verankert sind. Die Schichtdicke beträgt so weniger als 300 µm und beeinflußt die Formelastizität der Pfanne nicht (Abb. 2).

Die zementlose Verankerung mittels Zapfen und Schrauben zusammen mit der Oberflächenbeschichtung aus HA-Granulaten oder Ti-Partikeln stellen die typischen Merkmale der RM-Pfanne dar. Diese gilt es bezüglich ihrer Effizienz und Sicherheit in der klinischen Anwendung zu überprüfen. Das Ziel der vorliegenden Arbeit ist denn auch, eine Zusammenfassung

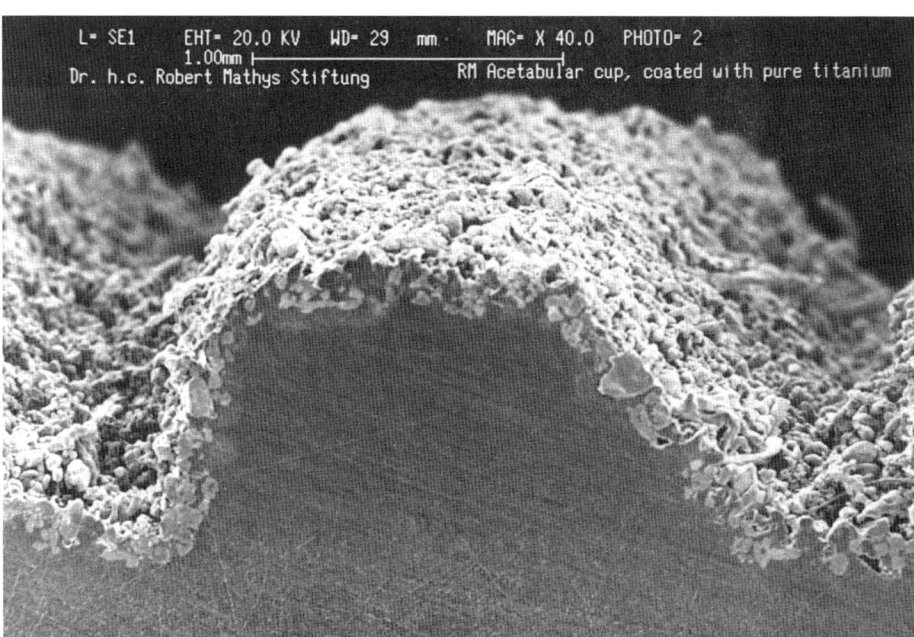

Abb. 2: Rasterelektronenmikroskop-Aufnahme eines Schnittes durch eine titanbeschichtete RM-Pfanne mit Darstellung der Ti-Pulverbeschichtung.

der verschiedenen *in vitro* und *in vivo* Studien, wie sie zur Untersuchung der spezifischen Eigenschaften der HA- oder Ti-beschichteten RM-Pfanne durchgeführt wurden, zu erstellen. Die Untersuchungen dienen insbesondere der Beurteilung der initialen, postoperativen Funktionstüchtigkeit des Implantates und der Beschreibung der beschichtungsrelevanten Oberflächeneigenschaften. Aus den Ergebnissen lassen sich Hinweise auf das primäre *in vivo* Verhalten ableiten; es sind aber keine Aussagen über das Langzeitverhalten des Implantates möglich. Diese Beurteilung bleibt klinischen Langzeitstudien vorbehalten.

Zur Überprüfung der Zielsetzungen der RM-Pfannenbeschichtung wurden *in vitro* Untersuchungen in bezug auf die Oberflächenhärte, die Adhäsion der Beschichtung unter verschiedenartiger mechanischer Beanspruchung und die Primärstabilität durchgeführt. Im weiteren wurde die Ausstoßfestigkeit beschichteter Polyethylenstifte nach transkortikaler Implantation in die Femora von Kaninchen bestimmt.

Oberflächenhärte
Die Oberflächenhärte von planen, unbeschichteten HA- oder Ti-beschichteten UHMW-PE-Prüfkörpern wurde mittels Eindrücken von Stahlkugeln (Durchmesser = 5 mm) in die Probenoberflächen gemessen.

Um den Einfluß des darunterliegenden weicheren Polymersubstrates einzuschränken, wurde eine Wegbegrenzung von 1 mm vorgegeben und die dazu notwendige Drucklast gemessen. Die Meßergebnisse beschreiben den Widerstand gegen Kugeleindruck (Abb. 3) und zeigen, daß mit einer HA-Beschichtung eine Erhöhung der Oberflächenhärte (ca. + 5%) erzielt werden kann. Noch deutlicher fällt der Unterschied für die Ti-Beschichtung in Abhängigkeit verschiedener Partikelgrößen im Vergleich zum unbeschichteten Polyethylen aus. Dabei wird mit einer Partikelgröße von 100 - 200 µm offensichtlich eine Art maximale Erhöhung der Oberflächenhärte (ca. + 23%) erreicht.

Aufgrund der geringen Dicke der Oberflächenschicht sind die Ergebnisse dieser Messungen auch bei den beschichteten Proben von den Eigenschaften des Polymersubstrates beeinflußt. Dennoch kann mit der größeren Oberflächenhärte der keramischen oder metallischen Oberflächenschicht gegenüber dem unbeschichteten

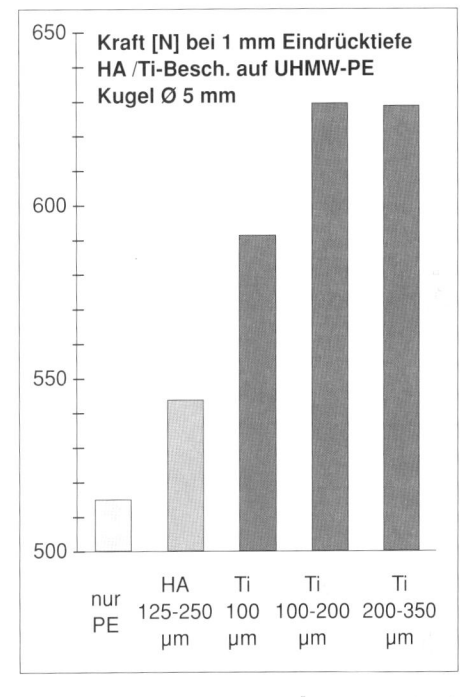

Abb. 3: Widerstand gegen Kugeleindruck für unbeschichtetes Polyethylen, eine HA-Beschichtung (Granulatgröße = 125 - 250 µm) und Reintitanpulverbeschichtungen mit verschiedenen Siebgrößen der Ti-Partikel (bis 100 µm, 100 - 200 µm, 200 - 350 µm).

Polymermaterial von einer Verbesserung in bezug auf die Abriebbeständigkeit der Implantatoberfläche gegenüber dem Knochen ausgegangen werden.

Haftfestigkeit der Beschichtung

Um die Haftfestigkeit der HA- und Ti-Beschichtungen auf den RM-Pfannen gegenüber dem unbeschichteten Implantat vergleichen zu können, wurden Abreißtests durchgeführt. Dazu wurden zylindrische Stifte (Ø 8 mm) auf die Außenfläche von gammasterilisierten Implantaten geklebt. Als Kleber wurde Epoxidharz verwendet. Die geringste Zugfestigkeit der verschiedenen im Aufbau enthaltenen Komponenten war so durch diejenige des UHMW-PE (22 N/mm^2) gegeben.

Die auf der Implantatoberfläche fixierten Stifte wurden in einem Zugversuch von der Oberfläche abgerissen und die zugehörige Abrißfestigkeit bestimmt (Abb. 4). Die Werte der bestimmten Abrißfestigkeiten lagen durchweg deutlich unter dem Zugfestigkeitswert der schwächsten Einzelkomponente (UHMW-PE). Diese Tatsache und das Auftreten der Brüche im untersuchten Interface erlaubten, die Ergebnisse dieses Tests als repräsentativ für die Haftfestigkeit der Beschichtung zu beurteilen. Für die beschichteten Implantate konnte eine signifikant größere Abrißfestigkeit bestimmt werden, wobei die Beschichtungen aus TiCP gegenüber den HA-Beschichtungen einen unbedeutenden Vorteil aufwiesen.

Haftfestigkeit der Beschichtungen in einem *in vitro* Modellversuch

Das Ziel dieser Studie bestand in einer mikroskopischen Überprüfung der Haftfestigkeit von HA- oder Ti-Beschichtungen auf RM-Pfannen nach simulierten, postoperativen Bedingungen. Die Studie sollte durch

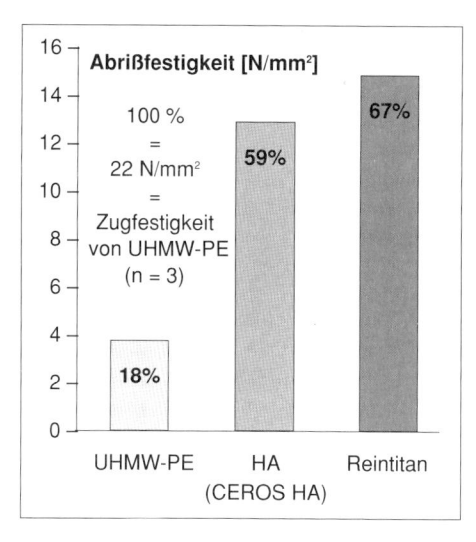

Abb. 4: Haftfestigkeit der HA- und Ti-Beschichtung auf RM-Pfannen im Vergleich zu unbeschichteten Pfannen (nach Gammasterilisation), bestimmt in einem Abreißtest.

Implantation von RM-Pfannen in ein Humanbeckenpräparat und unter kombinierter Axial- und Scherbelastung erfolgen.

Die Experimente wurden mit einem frischen Humanbecken durchgeführt (Abb. 5), in das zuerst eine HA-beschichtete (Ø 56mm) und anschließend eine Ti-beschichtete (Ø 58 mm) RM-Pfanne implantiert wurden. Durch Anwendung der Standardoperationstechnik wurde darauf geachtet, daß die subchondrale kortikale Knochenstruktur erhalten werden konnte. Beide Pfannen wurden mit einer Neigung von 30° implantiert. Zur Durchführung der Belastungsversuche wurde das Ilium derart in PMMA eingebettet (vgl. Abb. 6), daß die über eine künstliche Hüftgelenkkugel ins Implantat eingeleitete resultierende Kraft in der Frontalebene gegenüber der Vertikalen um 16° geneigt war. Das Beckenpräparat wurde zusätzlich in einem Behälter mit

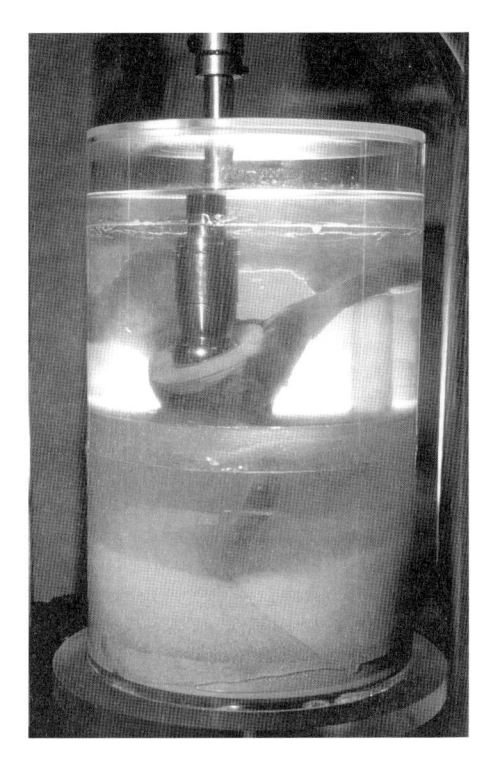

Abb. 5: Experimenteller Aufbau zur Untersuchung der Haftfestigkeit der HA-/Ti-Beschichtung im Modellversuch mit dem in PMMA eingebetteten Humanbeckenpräparat in einem Behälter mit 4%iger Formaldehyd-Lösung. Die Belastung wurde über einen Spezialstempel mit Hüftkopf auf das Implantat eingeleitet.

4%iger Formaldehyd-Lösung von 23° C montiert. Die Testmaschine erzeugte über einen Kolben und die Hüftgelenkkugel eine kontrollierte Axial- und Torsionsbewegung. Ein Lastzyklus bestand aus der Torsion des Hüftgelenkkopfes um 20°, welche einer axialen Druckkraft von 1 kN überlagert wurde. Die Implantate wurden 1 Mio. Lastzyklen mit einer Frequenz von 0,7 Hz unterworfen (Abb. 7).

Die mittels Mikroskop und Rasterelektronenmikroskop durchgeführten Untersuchungen erfolgten in zwei Zonen mit unterschiedlicher Beanspruchung, indem ein rein axial belasteter Bereich „Zone A" und ein Bereich mit kombinierter Axial- und Scherbelastung „Zone B" berücksichtigt wurde.

Die nach Durchführung dieser Tests untersuchten Pfannenoberflächen zeigten, daß die HA- und die Ti-Beschichtung haften blieben. Aufgrund der Oberflächenrauhigkeiten wurden die Granulatzwischenräume bei der HA-Beschichtung mit knöchernem Material gefüllt, wobei die Granulate speziell in „Zone A" etwas zusammengedrückt waren. Die Untersuchungen im Rasterelektronenmikroskop bestätigten diesen Eindruck und zeigen, daß die Kanten der HA-Granulate etwas abgerundet erscheinen. Die Ti-Beschichtung wird in „Zone B" im Vergleich zur Ausgangssituation geringfügig abgeflacht, in „Zone A" hingegen plastisch deformiert und zusammengepreßt. Die Ti-beschichtete Pfanne weist im Gegensatz zum HA-beschichteten Implantat weniger Knochenmaterial in den Partikelzwischenräumen auf (Abb. 8).

Im Acetabulum des Beckenpräparates konnten nach dem Test mit der HA-beschichteten Pfanne keine losgelösten HA-Partikel gefunden werden. Als Folge des ersten Tests wurde in der Nähe der Zapfenbohrung ein kleiner Ermüdungsriß im Beckenpräparat festgestellt. Dieser Riß wurde beim Test der Ti-beschichteten Pfanne größer und scheint schließlich zu Relativbewegungen zwischen Pfanne und Acetabulum geführt zu haben. Nach Abschluß des Tests und nach Implantatentfernung wurden deshalb einige wenige isolierte Titanpartikel im Acetabulum festgestellt. Dagegen konnten weder im Behälter noch in der Testlösung Rückstände von HA- oder Ti-Partikel gefunden werden.

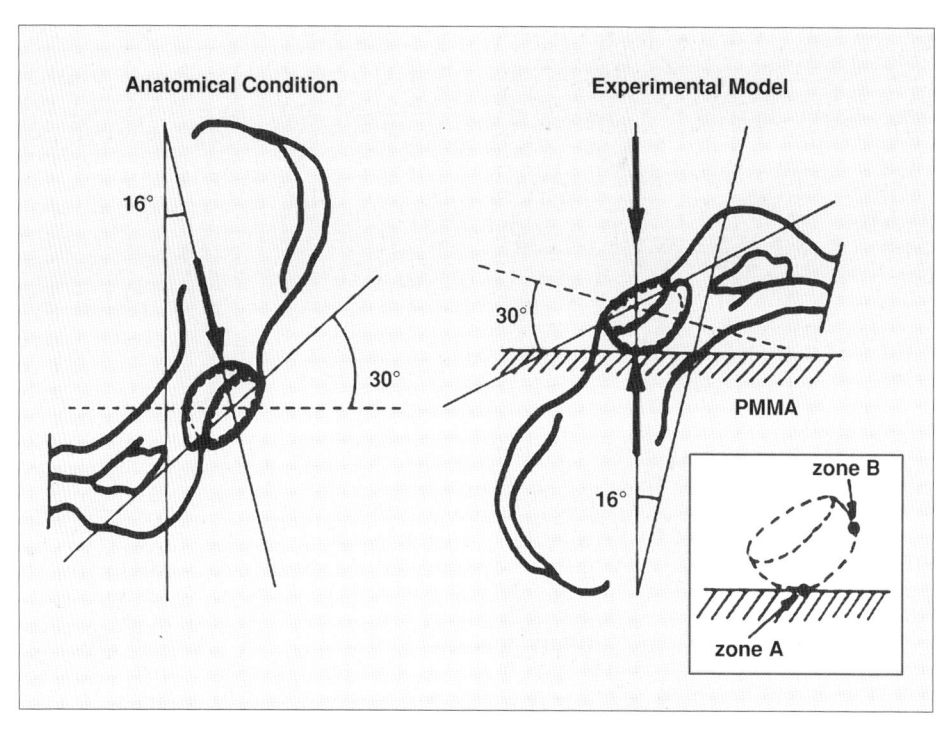

Abb. 6: Darstellung der Belastungssituation im experimentellen Aufbau und Angabe der „Zone A" mit rein axialer Belastung und einer „Zone B" mit kombinierter axialer und Scherbelastung.

Obwohl in diesen experimentellen Untersuchungen die maximale Belastung und die Anzahl der Belastungszyklen aufgrund der Elastizität des Präparates beschränkt bleiben mußten, konnten interessante Informationen gewonnen werden. Nach stabiler Implantation einer HA- oder Ti-beschichteten RM-Pfanne konnten bei dynamischer Belastung des Implantats in einem Humanbeckenpräparat keine losgelösten HA-Partikel festgestellt werden. Die Partikel der Ti-Beschichtungen waren deformiert und in einzelnen Fällen aufgrund der Relativbewegung im Implantat/Knochen-Interface losgelöst. Die Tatsache, daß knöchernes Material in den Zwischenräumen der Granulate gefunden werden konn-

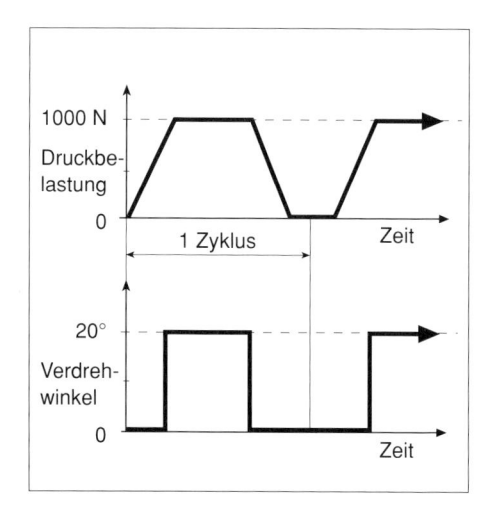

Abb. 7: Graphische Darstellung der Belastungsgeschichte.

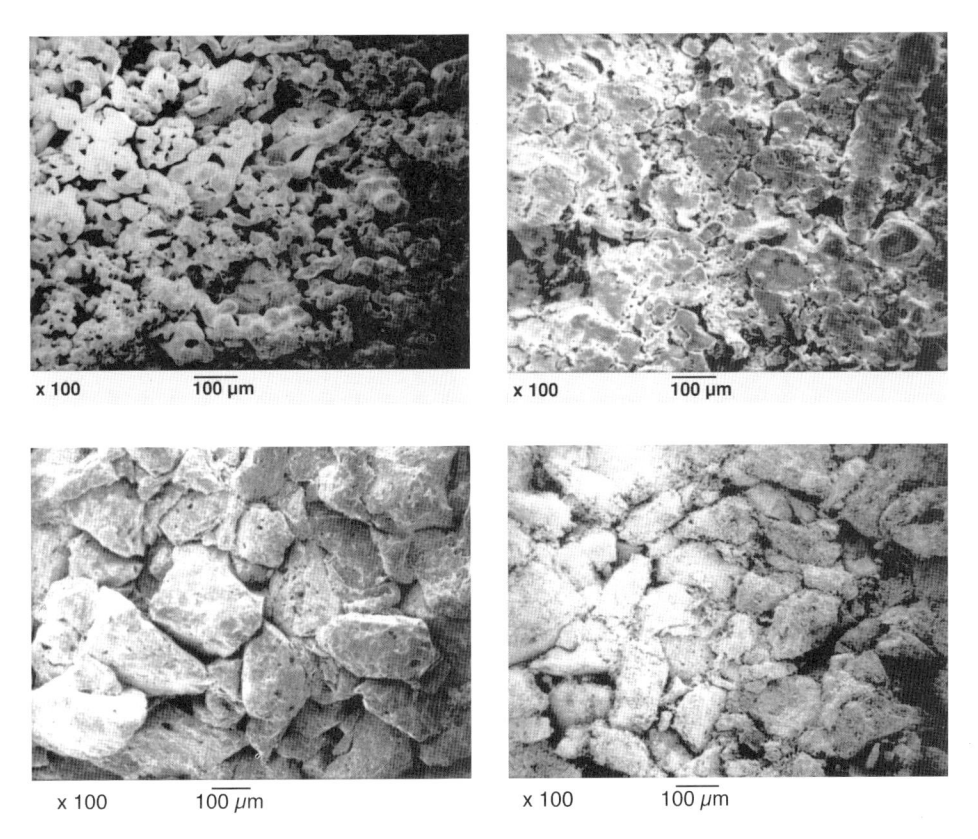

Abb. 8: REM-Bild (100 x) der Pfannenoberfläche vor (links) und nach (rechts) dem Test: Ti-Beschichtung in „Zone A" (oben) und HA-Beschichtung in „Zone B" (unten).

te, weist darauf hin, daß die Haftfestigkeit zwischen HA- oder Ti-Beschichtung und Polyethylen zumindest so stark wie die knöcherne Struktur in der implantatangrenzenden Zone war.

Primärstabilität der RM-Pfanne

Mittels *in vivo* Untersuchungen in vier verschiedenen Humanbeckenpräparaten wurde ein Vergleich von unverschraubten und verschraubten RM-Pfannen sowie zementierten Standard-Pfannen durchgeführt. Mit dieser Studie sollte insbesondere der Effekt der zusätzlichen Fixationsschrauben auf die Mikrobewegung nichtzementierter Pfannen bestimmt und Veränderungen in den Dehnungen des Acetabulums als Folge der Implantation untersucht werden. Dazu wurden Ti-beschichtete RM-Pfannen allein mit ihren typischen Zapfen oder mit Zapfen und vier zusätzlichen Schrauben in den Beckenpräparaten fixiert. Als Kontrollimplantat wurde eine zementierte Pfanne untersucht. Der Einbeinstand und das Treppensteigen wurden als Lastfälle simuliert, indem Muskelkräfte durch Kabel ersetzt und über diese auf das Präparat eingeleitet wurden (Abb. 9).

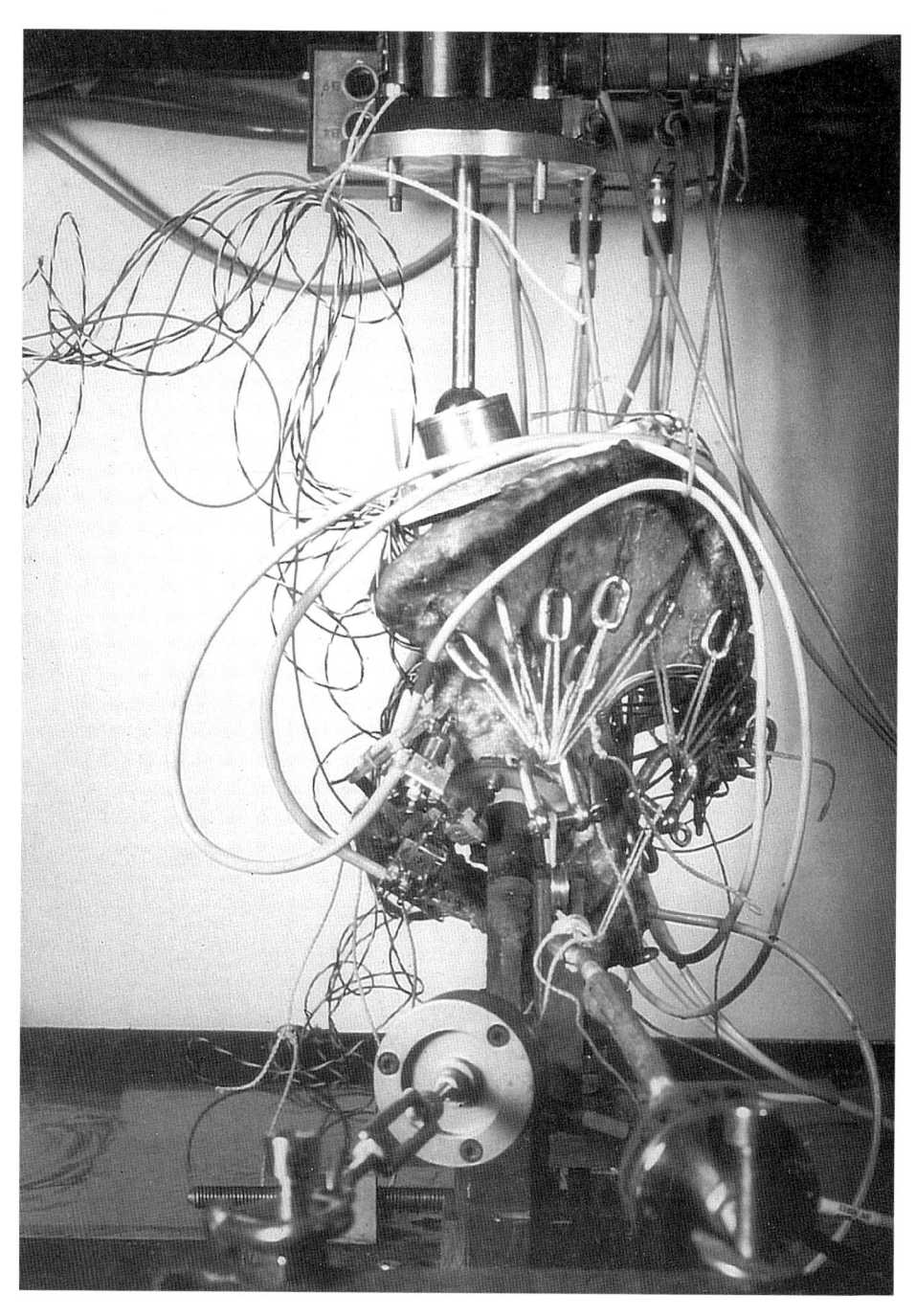

Abb. 9: Aufbau zur Untersuchung der Primärstabilität mit den am Beckenpräparat angebrachten Kabeln, über die zum Ausgleich der Hüftgelenks- und Körpergewichtskraft notwendige Kräfte eingeleitet wurden.

Mit drei speziellen Wegaufnehmern, verteilt über den Pfannenrand, wurde die Mikrobewegung zwischen Pfanne und angrenzender Knochenstruktur als Maß für die Relativbewegung gemessen. Weitere Dehnmeßstreifen, am implantatnahen Knochen angebracht, ermöglichen die Bestimmung von Dehnungen und Deformationen des Beckens.

Für die resultierenden Mikrobewegungen wurden zwischen Einbeinstand und Treppensteigen keine wesentlichen Unterschiede gefunden (Abb. 10). Dagegen konnte die Mikrobewegung durch zusätzliche Fixation der RM-Pfanne mittels Schrauben derart reduziert werden, daß im Vergleich zur zementierten Pfanne kein signifikanter Unterschied festzustellen war. Daraus kann gefolgert werden, daß die Schraubenfixation eine wesentliche Grundlage für die initiale Stabilität der RM-Pfanne in der Primärheilung darstellt.

Nach Implantation einer Pfanne werden die Dehnungen in den implantatnahen knöchernen Strukturen reduziert. Die Veränderungen sind im Vergleich zu einem Präparat ohne Implantat jedoch recht gering und vermögen insbesondere keine implantatspezifischen Unterschiede aufzuzeigen.

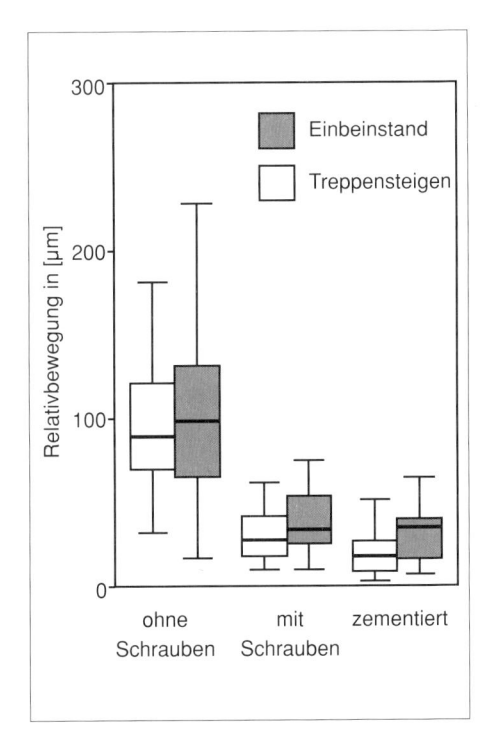

Abb. 10: Resultierende Mikrobewegung zwischen Pfannenrand und Knochenstruktur im Bereich des Tuber ischiadicum bei simuliertem Einbeinstand und Treppensteigen für die RM-Pfanne ohne und mit Schraubenfixation sowie eine zementierte Pfanne.

Ausstoßfestigkeit von unbeschichteten sowie HA- und Ti-beschichteten Implantatproben

Die Effektivität und Zunahme der Interface-Scherfestigkeit von HA- und Ti-beschichteten gegenüber unbeschichteten Polyethylen-Implantatproben sollten nach transkortikaler Implantation in Femora von Kaninchen untersucht werden. Die Berücksichtigung unterschiedlicher Implantationszeiten und die Untersuchung der Lokalisation des im Ausstoßtest erfolgten Bruches im Interface wurden mit einer Überprüfung der Gewebereaktion zur Beurteilung der Beschichtungen herangezogen.

Zylindrische Implantatproben (Ø 3 mm x 12 mm) aus UHMW-PE, verstärkt durch einen Ti-Gewindestift (Ø 1,4 mm), wurden mit HA-Granulaten und Ti-Partikeln entsprechend den Verfahren bei der RM-Pfanne beschichtet. Die Verstärkung der Stifte diente der Verbesserung der Implantatsteifigkeit im Hinblick auf eine korrekte Durchführung der Ausstoßtests. Mindestens sechs Stifte wurden für die drei Oberflächentypen und die drei Implantationszeiten von 6, 9 und 12 Wochen in „New Zealand white rabbits" implantiert, wobei

den Tieren je Femur zwei Stifte von medial nach lateral transkortikal implantiert wurden. Je Implantattyp und Beobachtungszeit wurden zusätzlich zwei Stifte für histologische Untersuchungen implantiert.
Die Ausstoßtests erfolgten nach Fixation der Proben in einer speziellen Halterung auf einer Materialprüfmaschine mit einem Vorschub von 2 mm/min. Um die Interface-Scherfestigkeit zu bestimmen, wurde nachträglich die maximale Ausstoßkraft auf die Implantat/Knochen-Kontaktfläche, bestimmt anhand von Schnitten der einzelnen Proben, bezogen.
Die beschichteten Implantatproben weisen im Vergleich zu den unbeschichteten Polyethylen-Stiften signifikant bessere Interface-Festigkeiten auf, wobei für die Ti-Beschichtung eine mit zunehmender Implantationszeit ansteigende Festigkeit gemessen werden konnte. Die HA-beschichteten Implantatproben ergeben in Abhängigkeit der Implantationszeit keinen signifikanten Unterschied. Nach zwölf Wochen Implantationszeit wurden für die HA-beschichteten und Ti-beschichteten Proben etwa dieselben Festigkeitswerte bestimmt, so daß nur unmittelbar postoperativ von einem Vorteil der HA-Beschichtung gegenüber der Ti-Beschichtung ausgegangen werden kann (Abb. 11).

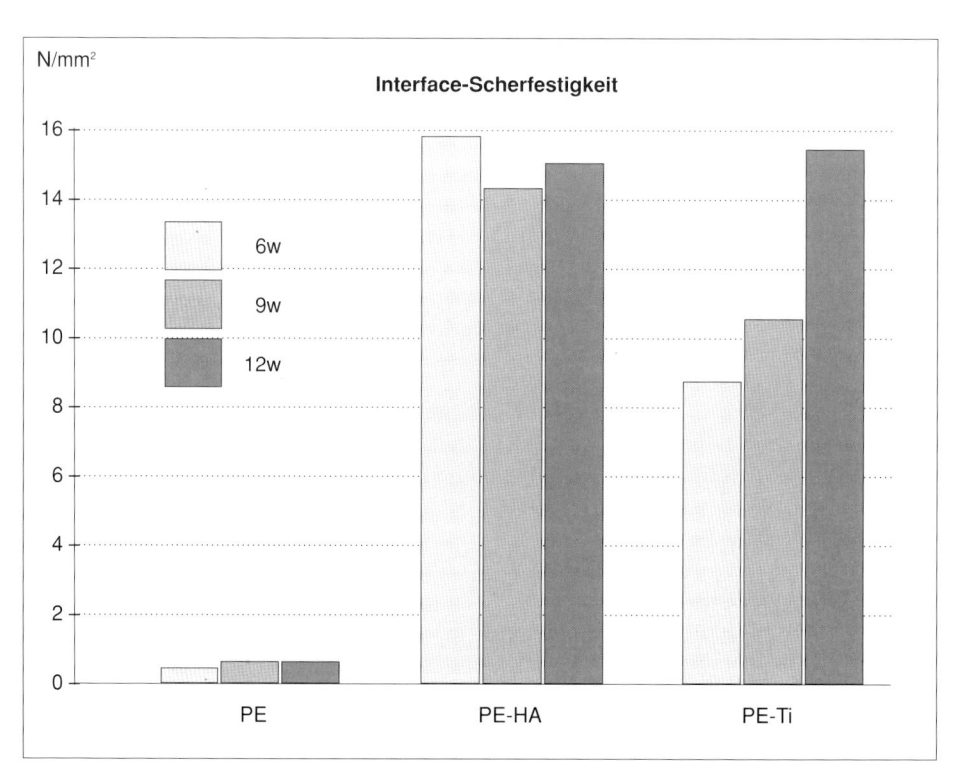

Abb. 11: Mittlere Interface-Scherfestigkeiten von unbeschichteten, HA- und Ti-beschichteten Polyethylen-Implantatstiften mit den deutlich höheren Werten für die Implantate mit Beschichtung.

Die Überprüfung der Lokalisation des Bruches im Interface zwischen Implantat und Knochen konnte bestätigen, daß die Haftfestigkeit der Beschichtung größer ist, als die Festigkeit des neu gebildeten Knochens im Implantat/Knochen-Interface. Die histologische Überprüfung bestätigte für alle Oberflächentypen eine stabile knöcherne Integration und konnte insbesondere keine Erklärung für die deutlichen Unterschiede zwischen beschichteten und unbeschichteten Implantatproben im Ausstoßtest liefern. Die deutlich besseren Ergebnisse für die beschichteten Implantatproben müssen deshalb auf die unterschiedliche Oberflächenrauhigkeit, insbesondere deren Vergrößerung als Folge der Beschichtung mittels HA-Granulaten oder Ti-Partikeln zurückgeführt werden.

Schlußfolgerungen

Die verschiedenen *in vitro* und *in vivo* Studien zur Überprüfung der HA- und Ti-beschichteten RM-Pfannen im Vergleich zum unbeschichteten Implantat zeigen, daß die mit der Beschichtung angestrebten Verbesserungen erreicht werden konnten. Diese Aussage darf aufgrund der für die unmittelbar postoperative Phase repräsentativen Untersuchungen auch im Hinblick auf das Langzeitverhalten der Implantate gemacht werden. Mit diesem zementlos verankerten Implantat und seinen elastischen Eigenschaften ist zudem eine Anpassung an das Strukturverhalten des Acetabulums soweit wie möglich gegeben.

Dank der RM-spezifischen Granulat- oder Pulverbeschichtung verfügen die Pfannen über

- eine vergrößerte Oberflächenhärte, indem diese aus einem keramischen oder metallischen Werkstoff anstatt einem Polymer besteht;
- eine genügende Schichthaftfestigkeit;
- eine Primärstabilität, die, sofern die Pfanne mit Schrauben fixiert ist, mit einer zementierten Pfanne durchaus vergleichbar ist;
- eine verbesserte Knochenintegration, gegeben durch
  • eine vergrößerte Oberflächenrauhigkeit infolge Überlagerung der Makrostruktur des Monoblockimplantates und der Mikrostruktur der Schichtpartikel;
  • die verbesserte biologische Verträglichkeit der bioaktiven Hydroxylapatitgranulate oder bioinerten Titanpartikel

und damit im Unterschied zur unbeschichteten Polymeroberfläche die Möglichkeit des direkten Kontaktes zwischen Implantat und Knochen.

Verdankung

Ein herzliches Dankeschön gilt an dieser Stelle Dr. Martin Pfleiderer und Prof. Dr. Erich Schneider, Arbeitsbereich Biomechanik, Technische Universität Hamburg-Harburg, für ihre sehr interessante und aufschlußreiche Studie über die Primärstabilität von Hüftgelenkpfannen.

Literatur

(1) MATHYS, R. jun., MÜLLER, W., MATHYS, R. sen., HERZIG, P.: The coating of hip joint cups on their outer surface. In: Willert, Buchhorn and Eyerer (Eds.): Ultra-High Molecular Weight Polyethylene as Biomaterial in Orthopedic Surgery. Hogrefe u. Huber Publisher, Toronto - Bern - Göttingen - Stuttgart, 243-247 (1991)

(2) GASSER, B., MATHYS, R. sen., MATHYS, R. jun., HERZIG, P., BIGOLIN, F.: In vitro model tests for assessment of the adhesive strength of HA- or Ti-coatings on PE acetabular cups. Abstracts of the VIII meeting of the European Society of Biomechanics, Rom, Italy, 21-24 June 92, 167 (1992)

(3) PFLEIDERER, M., KNECHT, M., PETERS, C., SCHNEIDER, E.: The effect of screw fixation on initial stability of cementless acetabular cups and on acetabular deformation. Abstract no. 421 of 42nd Annual Meeting of the ORS, Atlanta, USA, 18-22 February, (1996)

(4) GASSER, B., MISTELI, F., EULENBERGER, J., SCHÖNENBERGER, U., CLAES, L.: Mechanical and histological assessment of uncoated and HA- or Ti-coated PE and POM plugs implanted in rabbits. Journal of Materials Science: Materials in Medicine 7, 651-656 (1996)

Das Polyäthylen-Knocheninterface
- Gründe für die Beschichtung -

M. Faensen

Nach den Mißerfolgen mit Polytetrafluoraethylen der Fa. DUPONT, bei uns unter dem Begriff Teflon bekannt, wurde 1962 von CHARNLEY das erste Mal eine Prothese aus hochmolekularem Polyäthylen mit Polymethylmethacrylat implantiert. Bis heute ist Polyäthylen als Gleitpartner beim Gelenkersatz der Standard.

Die von vielen Autoren gemachte Beobachtung, daß zementierte Polyäthylenpfannen nach ca. 5 Jahren zunehmend osteolytische Säume an der Knochen-Zementgrenze zeigten und wanderten, führte zu Versuchen, die Anwendung von Acrylzementen zu vermeiden. Für die Pfanne wurden zwei verschiedene Wege gewählt.

Die Mehrzahl der Hersteller fixierte die Polyäthyleneinlage im Azetabulum durch Metallimplantate. Design, Material und Oberflächen waren sehr verschieden. Vier Prothesentypen aus Polyäthylen, die direkt im Knochen verankert wurden, sind in größerer Anzahl verwendet worden. Drei hatten ein Design mit Zapfen zur Verankerung, eine hatte ein Gewinde:

1. die RING-Pfanne mit einem gerippten Dübel;
2. die FREEMAN-Pfanne mit einem gerippten Dübel und zwei glatten lateralen Dübeln zur Rotationssicherung;
3. die isoelastische RM-Pfanne mit zwei um 5° divergierenden Dübeln;
4. die ENDLER-Gewindepfanne.

Die isoelastische RM-Pfanne, von MORSCHER und MATHYS entwickelt, wurde zunächst aus Polyacetal hergestellt. Diese Pfannen wiesen jedoch einen starken Abrieb auf, so daß die 1973 begonnene Anwendung nach ca. 70 Implantationen beendet wurde (4). Ab August 1977 wurde die isoelastische Pfanne aus Polyäthylen gefertigt und implantiert, wobei nur bei diesem Implantat das Konzept der Isoelastizität im Vordergrund stand, weshalb ein entsprechendes isoelastisches Schaftimplantat dazugehörte.

Die Frühergebnisse dieser Prothese waren gut. MATHYS (17) berichtete 1983, daß von dieser Pfanne bis 1982 8.000 implantiert wurden und erfolgversprechende Resultate vorlagen.

MORSCHER (19) stellte 1982 die klinischen und radiologischen Ergebnisse von 240 isoelastischen Pfannen vor. Es handelte sich um die ersten von insgesamt 418 Implantationen seit 1977. Das Augenmerk richtete sich besonders auf die Isoelastizität als wichtigstes Konzept der Pfanne, um der Lockerung zu beggnen. Der Nachuntersuchungszeitraum betrug 6 Monate bis 4 Jahre. Röntgenologisch war keine Pfanne locker, es wurde jedoch nach 6 Wochen eine vermehrte Sklerose des Knochens beschrieben, die für 9-12 Monate zunimmt und auch die beiden Zapfen einschloß. Ähnliche röntgenologische Veränderungen wurden auch von GRIGORIS (9) beschrieben. Nach einem Jahr erschien die Knochenstruktur konstant, was auf die vollständige biomechanische Inkorporierung des Implantates zurückgeführt wurde. Der kurze Beobachtungszeitraum von durchschnittlich 19 Monaten ließ natürlich keine endgültige Beurteilung zu, die Situation wurde jedoch optimistisch beurteilt. Dem entsprachen die klinischen Ergebnisse von CLEMENTE et al. (7), die nach drei Jahren mit der gleichen Pfanne keine Nachteile feststellten. Auch TÄGER (25) berichtete 1989 nach 5 Jahren Implantationszeit bei der isoelastischen RM-Pfanne über keine Probleme.

1984 veröffentlichten REMAGEN und MORSCHER (22) Ergebnisse der Untersuchung autoptischer Präparate, die klinisch bis zum Tod der Patienten unauffällig waren, insbesondere keine Lockerungszeichen aufwiesen. Es zeigte sich in der kranialen „Kompressionszone" fibröses Bindegewebe, neugebildeter Knochen wurde kaum gesehen. Knochen war aber immer durch Bindegewebe von dem Polyäthylen getrennt. In dem Gewebe in den Profilen der Pfanne fanden sich fibrinoide Nekrosen.

In der Intermediärzone fand sich Bindegewebe, auch metaplastischer Knorpel, am knöchernen Lager fand sich kein Remodeling.

Kaudal in der „Dekompressionszone" fanden sich dickere Bindegewebsschichten, in denen auch Knorpelgewebe nachweisbar war. Diese Befunde entsprechen der Belastung der Pfanne und gehörten zum Konzept der Kunststoffpfanne. Die Autoren dieser Pfannen (4) erwarteten von der Bindegewebsschicht ein weniger aktives Interface mit einer möglicherweise entstehenden Langzeitstabilität. Darüber hinaus würde durch das Bindegewebe eine Wechseloperation erleichtert werden.

Der entscheidende Befund war aber, daß sich bei der Mehrzahl der untersuchten Präparate wenige splitterförmige, doppelt lichtbrechende Partikel als Abriebmaterial fanden, teilweise inert abgelagert, teilweise in Histiozyten eingeschlossen. Aufgrund dieser Ergebnisse wurde die unbeschichtete Polyäthylenpfanne nicht mehr verwendet. HARPER (10) fand schon nach 3 Jahren Nachbeobachtungszeit bei der Ring-Prothese in 32% osteolytische Granulome, nach 4 Jahren in 54%.

SERAL (24) fand an der ENDLER-Pfanne nach 5 Jahren in 10% Säume und Pfannenwanderungen mit deutlichen Knochensubstanzverlusten. Die Autoren der ENDLER-Pfanne (15) berichteten 1988 über Untersuchungen an 4 Polyäthylenpfannen, die nach Obduktionen gewonnen wurden. Alle Pfannen waren mechanisch fest. Makroskopisch wie auch radiologisch fand sich nach Implantationszeiten von 16 bis 54 Monaten eine deutliche Konturierung der Gewindegänge, die mit weißlichem bis graubräunlichem Gewebe ausgekleidet waren. Diese Befunde entsprechen den Beobachtungen von MORSCHER (19). Die Pfannenoberfläche zeigte nach zwei Jahren Erosionen, eine nach 54 Monaten gewonnene Pfanne mausefraßähnliche Defekte der Polyäthylenoberfläche. Die Autoren schließen aus ihren Ergebnissen, daß es am Pfannenboden über eine metaplastische Knorpel-Knochenbildung zum mechanischen Abrieb des Polyäthylens kommt. Wichtig ist die Feststellung, daß es auch in den Gewindegängen entsprechend den Polyäthylenoberflächendefekten keine an das Polyäthylen reichende Knochenneubildung gab. Es wird angeführt, daß es evtl. zu biodegradativen Veränderungen an der Polyäthylenoberfläche kommt.

Die Gründe für das Versagen der direkt im Knochen implantierten Polyäthylenpfannen sind komplex. Die mechanischen Eigenschaften von Polyäthylen weisen Vor- und Nachteile auf. Der geringe Reibungskoeffizient, der als Gleitpartner für den

Prothesenkopf erwünscht ist, ist an der Knochen-Implantatgrenze nachteilig, da er zu starken Relativbewegungen im knöchernen Lager führt. Die geringe Festigkeit des Materials führt dann in Kontakt mit dem harten Knochen bei stabiler Pfanne zu Einkerbungen der Oberfläche, die sich bei Pfannenwanderung und -lockerung durch Abrieb seitlich vergrößern (18).

WILLERT und SEMLITSCH (26, 27) haben schon sehr früh auf die Rolle von Abriebpartikeln bei der Prothesenlockerung hingewiesen. Seit Anfang der 70er Jahre haben sie das periprothetische Gewebe auf Abriebpartikel und die Gewebereaktion untersucht. Sie stellten für hochmolekulares Polyäthylen im Vergleich zu anderen Kunststoffen wie PMMA, Teflon, Polyacetal und Polyester den geringsten Abrieb fest. Waren die Prothesen jedoch längere Zeit in situ, kam es zu ausgeprägten Ablagerungen von Polyäthylenpartikeln bis in die Bindegewebsmembranen im Knochen-Zement-Interface, wo sie in Fremdkörpergranulationsgewebe eingelagert waren. Die besondere Rolle des Polyäthylens haben sie 1990 (28) untersucht. Bei Soft-Top Endoprothesen weisen sie nach, daß massive Osteolysen durch Fremdkörpergranulome entstehen, die sekundär auch die Knochenzementgrenze angreifen und so auch zur Lockerung des Zementköchers führen. Bis dahin war davon ausgegangen worden, daß die Lockerung durch Zementpartikel in Gang gesetzt wird. Diese Gewebsreaktionen sind für alle Implantatwerkstoffe bzw. ihre Abriebprodukte sehr ähnlich und werden von der Menge der Partikel bestimmt, weniger von deren Zusammensetzung. Es handelt sich also nicht um eine Zement- oder Polyäthylenkrankheit, sondern um eine „Partikelkrankheit".

Die besondere klinische Relevanz bei Polyäthylenpfannen entsteht dadurch, daß der Abrieb nicht im Gelenk entsteht, sondern direkt im Kontakt mit dem Knochen. Die Gewebereaktion erfolgt also direkt im Interface, ohne daß erst die Gelenkkapsel als erste Barriere überwunden werden muß.

Auch tierexperimentell konnten von ALLEN et al. (1), JASTY et al. (12) und KINZL et al. (13) die unterschiedlichen Gewebsreaktionen auf voluminöse Implantate und auf deren Partikel nachgewiesen werden.

MALONEY et al. (16) haben den heutigen Kenntnisstand über die Bedeutung der Abriebpartikel unter Auswertung der Literatur über Tierversuche, Untersuchungen an Gewebekulturen und Zellkulturen und über klinisches Material dargelegt. Demnach lösen die Abriebpartikel eine Fremdkörperreaktion aus, die zur Bildung einer charakteristischen Weichteilmembran zwischen Implantat und Knochen führt. Sie besteht überwiegend aus Makrophagen und Fibroblasten. Durch dieses Gewebe kommt es zur Freisetzung von Zytokinen, die die Knochenresorption ermöglichen.

Es handelt sich vorwiegend um Prostaglandin E_2, Interleukin-1α, Interleukin-1β, Tumor-Nekrose-Faktor α und Interleukin 6, die die Freisetzung von Matrix degradierenden Enzymen wie Kollagenasen, Stromelysin, Gelatinasen und Plasminogenaktivatoren freisetzen.

Aber auch Metalle können solche Vorgänge induzieren. BLAINE (5) zeigt, daß auch Titanpartikel die Biosynthese von Cytokinen wie Tumor-Nekrose-Faktor α und Interleukin 6 stimulieren.

QUINN und Mitarbeiter (21) konnten darüber hinaus an Zellkulturen nachweisen, daß PMMA-induzierte Makrophagen selbst zur Knochenresorption fähig sind. Durch die Zugabe von Röntgenkontrastmitteln wird diese Fähigkeit signifikant gesteigert, wobei $BaSO_4$ wirksamer ist als ZrO_2 (23).

Um also eine zementfreie Implantation von Polyäthylenpfannen zu ermöglichen, ist die Trennung des Polyäthylens vom Knochen durch ein Material erforderlich, das eine Osseointegration ermöglicht und gegen Abrieb weitgehend resistent ist. Üblich sind heute Metallschalen, in denen das Polyäthyleninsert fixiert wird. Aber auch diese Systeme haben den Nachteil, daß sie als modulare Systeme neue Grenzschichten schaffen. HUK et al. (11) konnten an verschiedenen Implantaten zeigen, daß ein erheblicher Polyäthylen- und auch Metallabrieb an der Pfannenschale und an evtl. vorhandenen Schraubenköpfen entstehen kann. CHEN et al. (6) haben verschiedene Implantate experimentell untersucht und erhebliche Unterschiede im Abrieb zwischen Schale und Polyäthyleneinsatz gemessen. Die Befestigung des Polyäthyleninserts in einer äußeren Metallprothese kann also auch zu Versagensfällen führen. Darüber hinaus wird das für die RM-Pfanne wesentliche Konzept der Isoelastizität mehr oder weniger aufgegeben. Inwieweit elastische Metallpfannen, die das Polyäthyleninsert aufnehmen, Mikrobewegungen an den Kontaktflächen ausschließen können, ist nicht klar. Da diese Gefahr jedoch besteht, werden diese Implantate an ihrer inneren Oberfläche zum Polyäthylen hin poliert, um bei evtl. Bewegungen einen Abrieb zu vermeiden. Ein theoretischer Vorteil dieser modularen Pfannenprothesen ist der, daß bei einer evtl. erforderlichen Wechseloperation die alleinige Auswechselung des Inserts möglich wäre.

Aus der Literatur ergibt sich kein Hinweis darauf, daß die Qualität des verwendeten Polyäthylens das Ausmaß des Abriebs beeinflußt. Herstellungsart, Kristallinität, Sterilisation und Lagerung sind offenbar bei dem beobachteten gleichförmigen und quantitativ eindrucksvollen Abriebvorgang von untergeordneter Bedeutung. Nicht ganz geklärt, aber vielleicht mit der Versteifung des Polyäthylens in der Metallschale in Zusammenhang stehend, ist der Umstand, daß BANKSTON et al. (2) und NASHED et al. (20) bei zementfrei implantierten modularen Pfannen mehr Abrieb feststellten, als bei zementierten Polyäthylenpfannen.

Die Beschichtung einer Polyäthylenpfanne, die keinen Einfluß auf die Steifigkeit des Implantates hat, aber die Nachteile des Polyäthylen-Knochenkontaktes vermeidet, wäre die ideale Lösung dieses Problems. GASSER et al. (8) zeigten in Tierversuchen mit unbeschichteten und mit HA- und Ti-beschichteten Dübeln, daß es durch die Rauhigkeit und die Osseointegration des Oberflächenmaterials zu einer Erhöhung der Scherfestigkeit im Interface um den Faktor 20 kommt. Ein derartiges Implantat mit einer Gleitpaarung, die das Abriebproblem auch innerhalb des Gelenkes deutlich reduziert und deshalb Wechseloperationen weniger wahrscheinlich macht, könnte die theoretischen Vorteile eines modularen Systems aufheben.

Vielleicht findet der Operateur, der die einfache und effektive Verankerung der isoelastischen Pfanne schätzt und auf die dauerhafte Haltbarkeit der Beschichtung hofft, in der zusätzlichen Metall-Metall Gleitpaarung ohne Aufgabe der Elastizität die letzte Evolutionsstufe der Pfannenkomponenten.

Literatur
(1) ALLEN, M., BRETT, F., MILLET, P., RUSHTON, N.: The Effects of Particulate Polyethylene at a Weight-Bearing Bone-Implant Interface. IBJS 78-B, 32-37 (1996)
(2) BANKSTON, A.B, CATES, H., RITTER, M.A., RITTER, E.M., FARIS, P.M.: Polyethylene Wear in Total Hip Arthroplasty. Clin. Orthop. 317, 7-13 (1995)

(3) BANKSTON, A.B., KEATING, E.M., RANAWAT, C., FARIS, P.M., RITTER, M.A.: Comparison of Polyethylene Wear in Machined Versus Molded Polyethylene. Clin. Orthop. 317, 37-43 (1995)

(4) BERTIN, K.C., FREEMAN, M.A.R., MORSCHER, E., OERI, A., RING, P.A.: Cementless Acetabular Replacement Using a Pegged Polyethylene Prosthesis. Arch. Orthop. Trauma. Surg. 104, 251-261 (1985)

(5) BLAINE, T.A., ROSIER, R.N., PUZAS, J.E., LOONEY, R.J., REYNOLDS, P.R., REYNOLDS, S.D., O'KEEFE, R.J.: Increased Levels of Tumor Necrosis Factor-α and Interleukin-6 Protein and Messenger RNA in Human Peripheral Blood Monocytes due to Titanium Particles. JBJS 78-A, 1181-1192 (1996)

(6) CHEN, P.C., MEAD, E.H., PINTO, J.G., COLWELL, JR., C.W.: Polyethylene Wear Debris in Modular Acetabular Prostheses. Clin. Orthop. 317, 44-56 (1995)

(7) Clemente, P.J.P., Gonzales, J.I.N.: Experience in Replacements of Hip Prosthesis. Clin. Orthop. 283, 57-62 (1992)

(8) GASSER, B., MISTELI, F., EULENBERGER, J., SCHÖNENBERGER, U., CLAES, L.: Mechanical and Histological Assessment of Uncoated and HA- or Ti-coated PE and POM Plugs Implanted in Rabbits. J. Mat. Science: Materials in Medicine 7, 651-656 (1996)

(9) GRIGORIS, P., ROBERTS, P., MCMINN, D.W.J.: Failure of Uncemented Polyethylene Acetabular Components. J. Arthroplasty 8, 433-437 (1993)

(10) HARPER, G.D., BULL, T., COBB, A.G., BENTLEY, G.: Failure of the Ring Polyethylene Uncemented Acetabular Cup. JBJS 77-B, 557-561 (1995)

(11) HUK, O.L., BANSAL, M., BETTS, F., RIMNAC, C.M., LIEBERMAN, J.R., HUO, M.H., SALVATI, E.A.: Polyethylene and Metal Debris Generated by Non-Articulating Surfaces of Modular Acetabular Components. JBJS 76-B, 568-574 (1994)

(12) JASTY, M., JIRANEK, W., HARRIS, W.H.: Acrylic Fragmentation in Total Hip Replacements and Its Biological Consequences. Clin. Orthop. 285, 116-128 (1992)

(13) KINZL, L., BURRI, C., MOHR, W., PAULINI, K., WOLTER, D.: Gewebeverträglichkeit der Polymere Polyäthylen, Polyester und Polyacetalharz. Z. Orthop. 114, 777-784 (1976)

(14) LI, S., BURSTEIN, A.H.: Ultra-High Molecular Weight Polyethylene (Current Concept Review). BJS 76-A, 1080-1090 (1994)

(15) LINTNER, F., BÖHM, G., BÖSCH, P., BRAND, G., ENDLER, M., ZWEYMÜLLER, K.: Ist hochdichtes Polyäthylen als Implantatmaterial zur zementfreien Verankerung von Hüftendoprothesen geeignet? Z. Orthop. 126, 688-692 (1988)

(16) MALONEY, W.J, SMITH, R.L.: Periprosthetic Osteolysis in Total Hip Arthroplasty: The Role of Particulate Wear Debris. JBJS 77-A, 1448-1461 (1995)

(17) MATHYS, R.: Möglichkeiten des künstlichen Knochen- und Gelenkersatzes mit isoelastischen RM-Prothesen. Z. Orthop. 121, 441-442 (1983)

(18) MATHYS jun., R., MÜLLER, W., MATHYS, R. sen., HERZIG, P.: The Coating of Hip Joint Cups on their Outer Surface. In: H.-G. Willert, G.H. Buchhorn, P. Eyerer (eds.): Ultra-High Molecular Weight Polyethylene as Biomaterial in Orthopedic Surgery. Hogrefe & Huber Publishers, Toronto, 243 (1991)

(19) MORSCHER, E.W., DICK, W., KERNEN, V.: Cementless Fixation of Polyethylene Acetabular Component in Total Hip Arthroplasty. Arch. Orthop. Trauma Surg. 99, 223-230 (1982)

(20) NASHED, R.S., BECKER, D.A., GUSTILO, R.B.: Are Cementless Acetabular Components the Cause of Excess Wear and Osteolysis in Total Hip Arthroplasty? Clin. Orthop. 317, 19-28 (1995)

(21) QUINN, J., JOYNER, C., J.T. TRIFFITT, J.T., ATHANASOU, N.A.: Polymethylmethacrylate-Induced Inflammatory Macrophages Resorb Bone. BJS 74-B, 652-658 (1992)

(22) REMAGEN, W., MORSCHER, E.: Histological Results with Cement-Free Implanted Hip Joint Sockets of Polyethylene. Arch. Orthop. Trauma. Surg. 103, 145-151 (1984)

(23) SABOKBAR, A., FUJIKAWA, Y., MURRAY, D.W., ATHANASOU, N.A.: Radio-Opaque Agents in Bone Cement Increase Bone Resorption. BJS 79-B, 129-134 (1997)

(24) SERAL, F., VILLAR, J.M., ESTELLER, A., VIVAR, F.G., ABAD, I., GRANDE, M.M., JORDA, E., ESPINAR, E.: Five-year Follow-Up Evaluation of the Noncemented Press-Fit Titanium Hip-Joint Endoprosthesis. Clin. Orthop. 283, 49-56 (1992)

(25) TÄGER, D.: 5-7-Jahres-Nachuntersuchungsergebnisse nach Implantation der RM-isoelastischen Hüft-Endoprothese. Unfallchirurg 92, 301-304 (1989)

(26) WILLERT, H.-G., SEMLITSCH, M.: Reactions of the Articular Joint Capsule to Wear Products of Artificial Joint Prostheses. J. Biomed. Mater. Res. 11, 157 (1977)

(27) WILLERT, H.-G., SEMLITSCH, M.: Tissue Reactions to Plastic and Metallic Wear Products of Joint Endoprostheses. In: Gschwend, N., Debrunner, H.U. (eds.): Total Hip Prostheses. H. Huber, Bern, 1976, 205. Clin. Orthop. 333, 4-14 (1996) The Classic

(28) WILLERT, H-.G., BERTRAM, H., BUCHHORN, G.H.: Osteolysis in Alloarthroplasty of the Hip; The Role of Ultra-High Molecular Weight Polyethylene Wear Particles. Clin. Orthop. 258, 95-107 (1990)

Klinische Ergebnisse

Die zementfreie Robert MATHYS-Hüftgelenkpfanne

G. Hierholzer • G. N. Jukema

Einleitung
Die technische Entwicklung der letzten 100 Jahre ist nicht nur beeindruckend, sie muß auch nachdenklich stimmen. Der technische Fortschritt im zurückliegenden Jahrhundert gleicht im Verhältnis zur Menschheitsgeschichte einem Zeitraffereffekt, dessen Steuerung und finanzielle Bewältigung uns hoffentlich nicht entgleitet. Entsprechendes gilt für die hier abzuhandelnde Thematik. Soweit wir die Literatur übersehen, liegt die erste wissenschaftliche Veröffentlichung zu einem künstlichen Gelenk durch den Autor THEMISTOCLES GLUCK (1891) knapp 100 Jahre zurück (1). 1922 wird erstmals durch HEY-GROVES (12) ein Hüftkopf durch ein Elfenbeinimplantat ersetzt und 1938 berichtet WILES (3) über den erstmaligen totalprothetischen Ersatz des Hüftgelenkes. Die Nutzung des Polymethylmethacrylat-Zementes (PMMA) zur Verankerung der Prothesenkomponente durch CHARNLEY 1960 war nur eine Etappe zu den inzwischen vielfältigen konkurrierenden Systemen, die im wesentlichen auf zwei Verankerungsprinzipien beruhen.
1. Die Schraubenpfannen-Verankerung,
2. die „Press-fit"-Pfannen-Verankerung mit Zapfen- und/oder ergänzenden Schrauben.

Die Einzementierung der Komponente Pfanne hat heute sicher nur noch unter besonderen Gesichtspunkten und Ausnahmebedingungen eine Indikation.

Nun hat die immer kürzer werdende medizin-technische Halbwertszeit außer den offenkundigen Vorteilen einer Weiterentwicklung auch eindeutige Nachteile. Es besteht immer weniger Bereitschaft, zu den Entwicklungsschritten Langzeitbeobachtungen abzuwarten und vergleichend zu analysieren.

Anforderungen
an eine künstliche Hüftgelenkpfanne
In Übereinstimmung mit der Literatur (2) sind an die Pfannenkomponente folgende Anforderungsfaktoren zu beachten:
1. Biomechanische Aspekte
   - Prothesengeometrie,
   - Implantatbeanspruchung,
   - Kraftübertragung an der Implantat-Knochengrenze,
   - Oberflächenbeschaffenheit.
2. Werkstoffaspekte
   - Biokompatibilität,
   - Korrosionsbeständigkeit,
   - Dauerfestigkeit,
   - Tribologie.

Die klinischen Merkmale und Anforderungen sind auffallenderweise in dem oben genannten Katalog nicht enthalten. Wir haben mit unserem Referat auch nicht die Aufgabe zu einer vergleichenden Analyse gestellt bekommen, sondern es sollen kurz die Grundzüge der unzementiert verankerten RM-Pfanne für eine Primärimplantation zusammengefaßt dargestellt werden (Abb. 1).

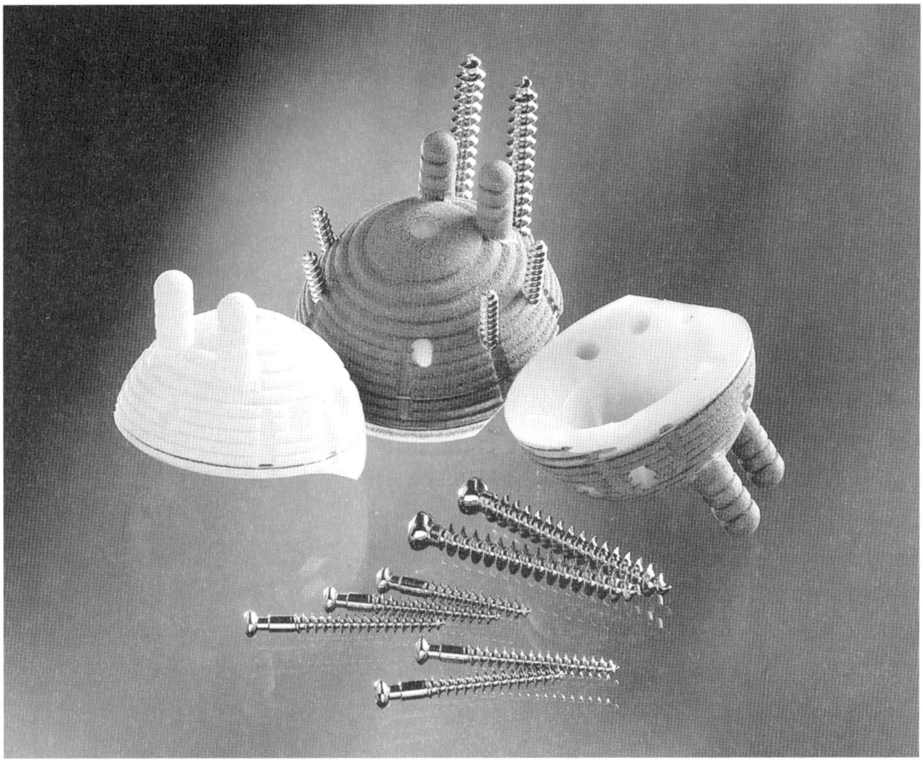

Abb. 1: Die zementfreie Robert-MATHYS-Hüftgelenkpfanne.

Zur Entwicklung ist folgendes festzuhalten. Nach der anfänglich kurzzeitigen Verwendung von Polyacetalharz für die Pfannenkomponente wurde bald auf das ultrahochmolekulare Polyäthylen (ISO 5834/2) umgestellt und die Pfanne wird in dieser Form seit 1977 verwendet (3). Wie Robert MATHYS sen. (4) vorher bereits ausgeführt hat, liegt der Vorteil der Komponente in einem isoelastischen Verhalten, d.h. einer Elastizität, die dem körpereigenen Pfannendach und Pfannengrund unter physiologischen Bedingungen entspricht. Es ist das Bestreben, die Relativbewegungen gegen Null gehen zu lassen.

Betrachten wir zunächst die Merkmale der Pfannenkomponente und das operative Vorgehen für eine bestmögliche primäre Fixation. Hervorzuheben ist die Divergenz der Winkel der gebohrten Zapfenlöcher zu den beiden Zapfen an der Pfanne. Die Löcher werden im Winkel von 30° zur Pfannenachse gebohrt, während die Zapfen an der Pfanne einen Winkel von 25° dazu aufweisen (Abb. 2). Beim Einschlagen der Pfanne kommen die Zapfen somit unter eine gewisse Vorspannung, und dies dient verständlicherweise der primären Fixation. Um eine knöcherne Integration der Pfanne zu erreichen, ist es sinnvoll, zusätzlich die Primärstabilität durch eine zusätzliche Verankerung mit Schrauben zu erhöhen.

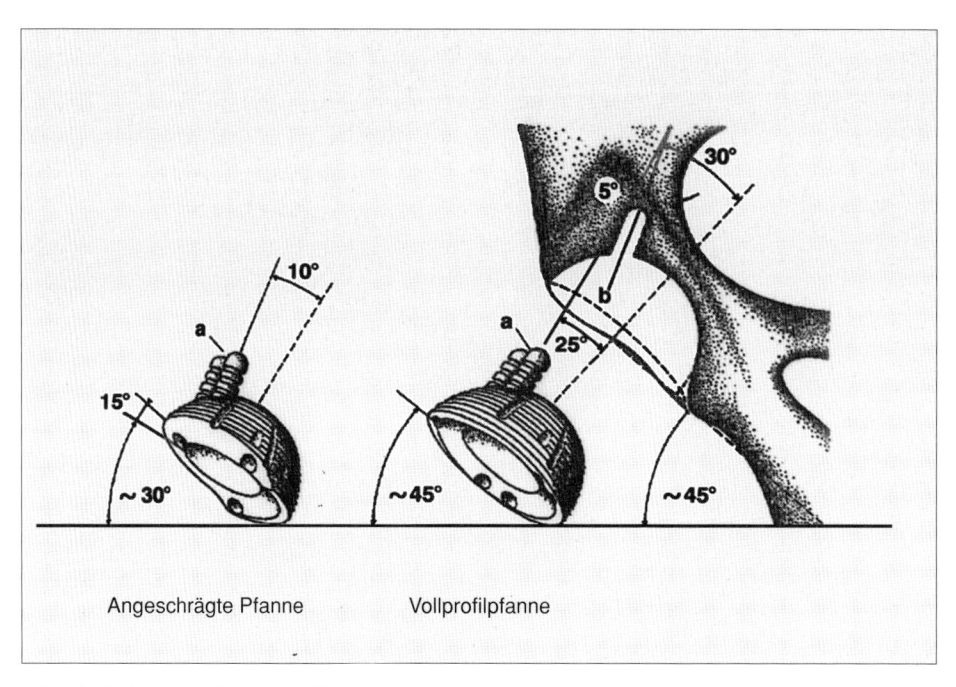

Abb. 2: Schematische Darstellung der RM-Pfanne.

Es stehen die drei folgenden Acetabulumkomponenten zur Verfügung (Abb. 3):
1. Die *Vollprofilpfanne*
   Sie weist eine Inklination von 45° auf, steht in verschiedenen Außendurchmessern zur Verfügung und eignet sich vor allem für ein tiefes Acetabulum.
2. Die *angeschrägte Pfanne*
   Sie ist lateral angeschrägt und hat im Vergleich zu der Vollprofilpfanne eine 23% größere Kontaktfläche zwischen Kopf und Pfanne. Die Pfanne kann gegenüber dem Vollprofilmodul flacher eingesetzt werden, und die Abbildung zeigt, daß die Fläche zur Aufnahme der einwirkenden Druckkräfte größer wird und damit die Belastung pro Einheit kleiner werden muß.
   Eine Hüftpfanne ist bekanntlich Druckkräften (Zone I), Scherkräften (Zone II) und Zugkräften (Zone III) ausgesetzt. In der Zone III findet kein relevanter mechanischer Kontakt zwischen Implantat und Knochen statt. Die Zone ist bei der abgeschrägten Pfanne gegenüber der vollen Profilpfanne verkleinert (Abb. 4).
   Die abgeschrägte Pfanne steht mit unterschiedlichem Außendurchmesser für unterschiedliche Kopfgrößen zur Verfügung. Die Verankerungslöcher dienen der zusätzlichen Fixation mit Spezialschrauben aus rostfreiem Stahl oder aus Reintitan in den Längen 22-52 mm zur Verfügung.
3. Die *Revisionspfanne*
   Sie eignet sich für die klinische Problematik des Prothesenwechsels und kann über zusätzliche Löcher Schrauben mit einem Durchmesser von 6,5 mm und Vollgewinde aufnehmen.

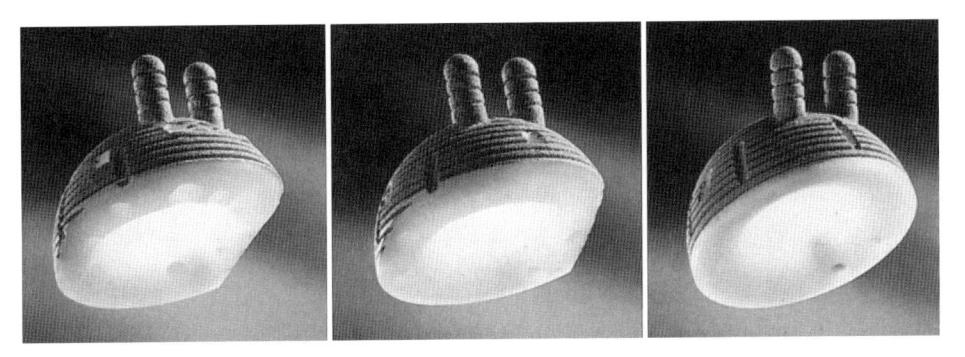

Abb. 3: Drei unterschiedliche RM-Pfannen: Die Vollprofil-, die angeschrägte und die Revisionspfanne (von links nach rechts).

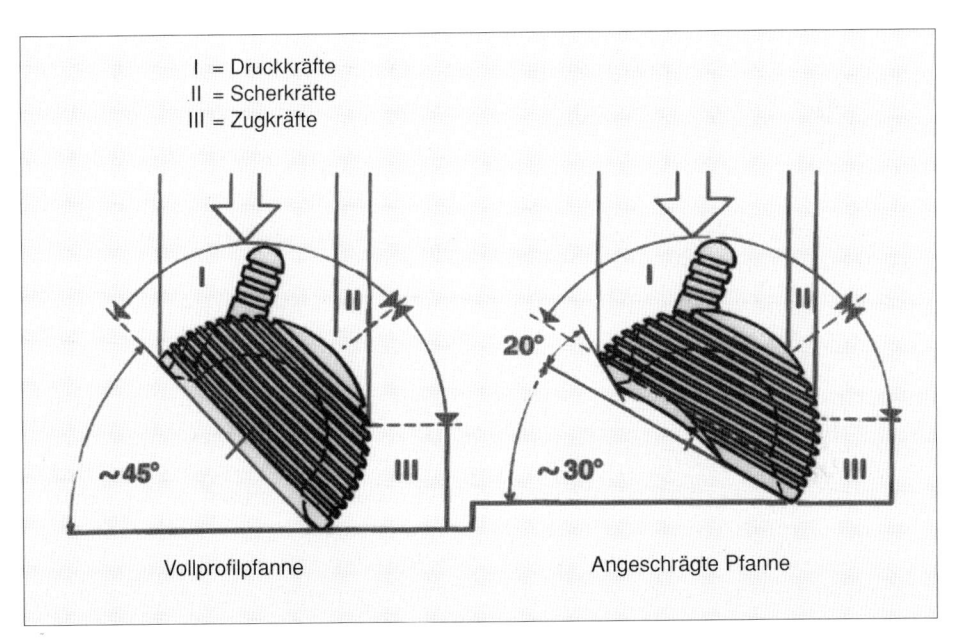

Abb. 4: Bei der angeschrägten Pfanne erhöht sich im Vergleich zu der Vollprofilpfanne die Kontaktfläche zwischen Kopf und Pfanne um ca. 23% unter Reduzierung der Zugkräfte (Zone III).

**Problematik
der Oberflächenbeschichtung**
In Verbindung mit der Diskussion um Abriebvorgänge an der Kunststoffknochengrenze, die auf die Relativbewegungen, aber insbesondere auf die Polyäthylenkunststoffoberfläche zurückgeführt wurden, hat man Beschichtungen mit Hydroxylapatit oder Reintitan entwickelt. Es wird die Auffassung vertreten, daß damit die Osteointegration einerseits und die Beständigkeit der Oberfläche verbessert werden können (4). Die Partikel werden unter Einwirkung von Wärme und Druck in die Polymeroberfläche der Hüftpfanne eingesintert. Die Partikelgröße für das Titan beträgt 100 bis 200 micrometer und für das Hydroxylapatit 125-250 micrometer. Da die beschichtenden Partikel nicht homogen miteinander verbunden sind, bleibt die Elastizität des Implantates erhalten und sie mindern damit nicht die Osteointegration. Es entsteht durch die Beschichtung schließlich auch keine in bezug auf Relativbewegungen relevante Grenzschicht.

Für diese in der Literatur behaupteten Verbesserungen der Osteointegration sprechen zwar verschiedene Überlegungen, wie z.B. die inerte Oberfläche und die primär größere Haftung. Der Beweis der verbesserten Haftung im Langzeitergebnis in Form einer biologischen Prüfung gegenüber der herkömmlichen Polyäthylenoberfläche ist jedoch nie angetreten worden. Unter dem Druck bestimmter Autoren ergab sich ein Zwang, die Beschichtung ganz allgemein durchzuführen. Mit dieser Feststellung zeigt sich erneut, daß auch in der klinischen Wissenschaft eine streng sachliche und vergleichende Diskussion besser ist, als unwiderlegte Behauptungen. Wir verwenden die RM-Pfanne seit 1980 und konnten dann leider den Langzeitversuch mit den unbeschichteten Pfannen nicht fortsetzen. In diesen Jahren ist es zudem außerordentlich erschwert, Nachuntersuchungen im Rahmen der von den Biostatistikern geforderten Vorgaben durchzuführen. Aus Kostengründen verbieten einige Versicherungsträger sogar derartige Aktivitäten.

Speziell für die Pfannenkomponente läßt sich aus der Sicht der Klinik jedoch folgendes ausführen: Lockerungen einer ordnungsgemäß eingebrachten isoelastischen Pfanne sind außerordentlich selten. Wir haben sie nur in Verbindung mit einem gelockerten Prothesenstiel oder in Verbindung mit ungewöhnlichen Verankerungsbedingungen am Acetabulum beobachtet. Einen erhöhten Abrieb an der unbeschichteten Pfanne und zahlenmäßig ins Gewicht fallende Lockerungen durch osteolytische Vorgänge in der Umgebung der Pfannenkomponente konnten wir nicht beobachten. Es ist also andersartigen Auffassungen, die Anfang der achtziger Jahre vorgetragen worden sind, unter Hinweis auf den ausgebliebenen Beweis ausdrücklich zu widersprechen.

Implantationstechnik
Die Implantationsschritte sind bekannt. Das Abfräsen des Knorpels sollte nur bis zur subchondralen Schicht durchgeführt werden, die Größe der einzusetzenden Pfanne ist so zu wählen, daß der knöcherne Rand am Acetabulum mit dem Pfannenrand übereinstimmt. Für die abgeschrägte Pfanne streben wir eine Inklination von 45° bzw. 30° und eine Antetorsion von 15° an, je nachdem, ob man die abgeschrägte Ebene oder die nicht abgeschrägte Ebene als Bezugsgröße wählt (Abb. 4). Zur Primärverankerung verwenden wir außer der Vorspannung noch in der Regel 3 bis 4 Schrauben, wobei darauf zu achten ist, daß die Schraubenköpfe jeweils in die Vertiefungen eingesenkt werden.

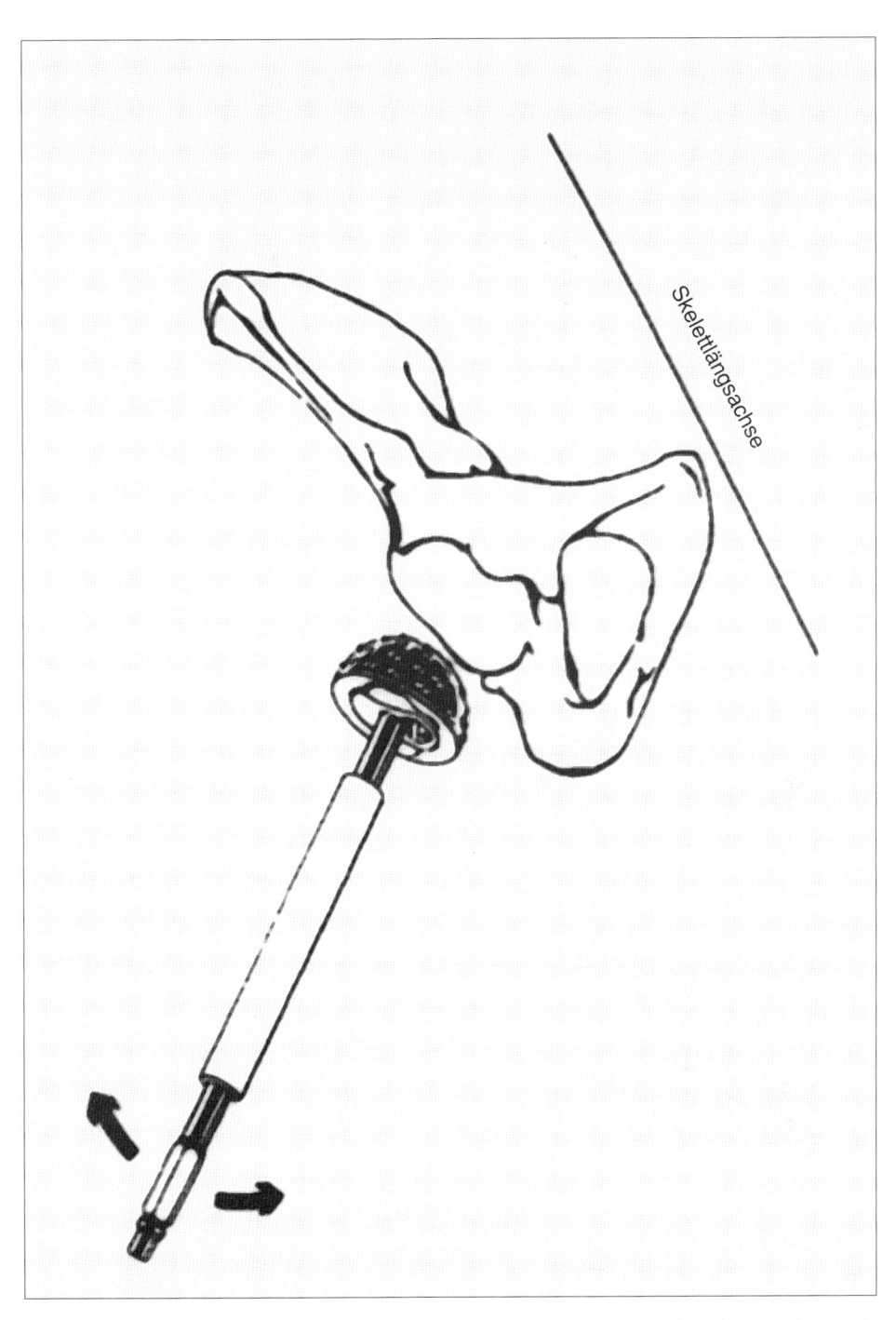

Abb. 5: Implantationstechnik: Auffräsen des Acetabulums, bis punktförmige subchondrale Blutungen auftreten.

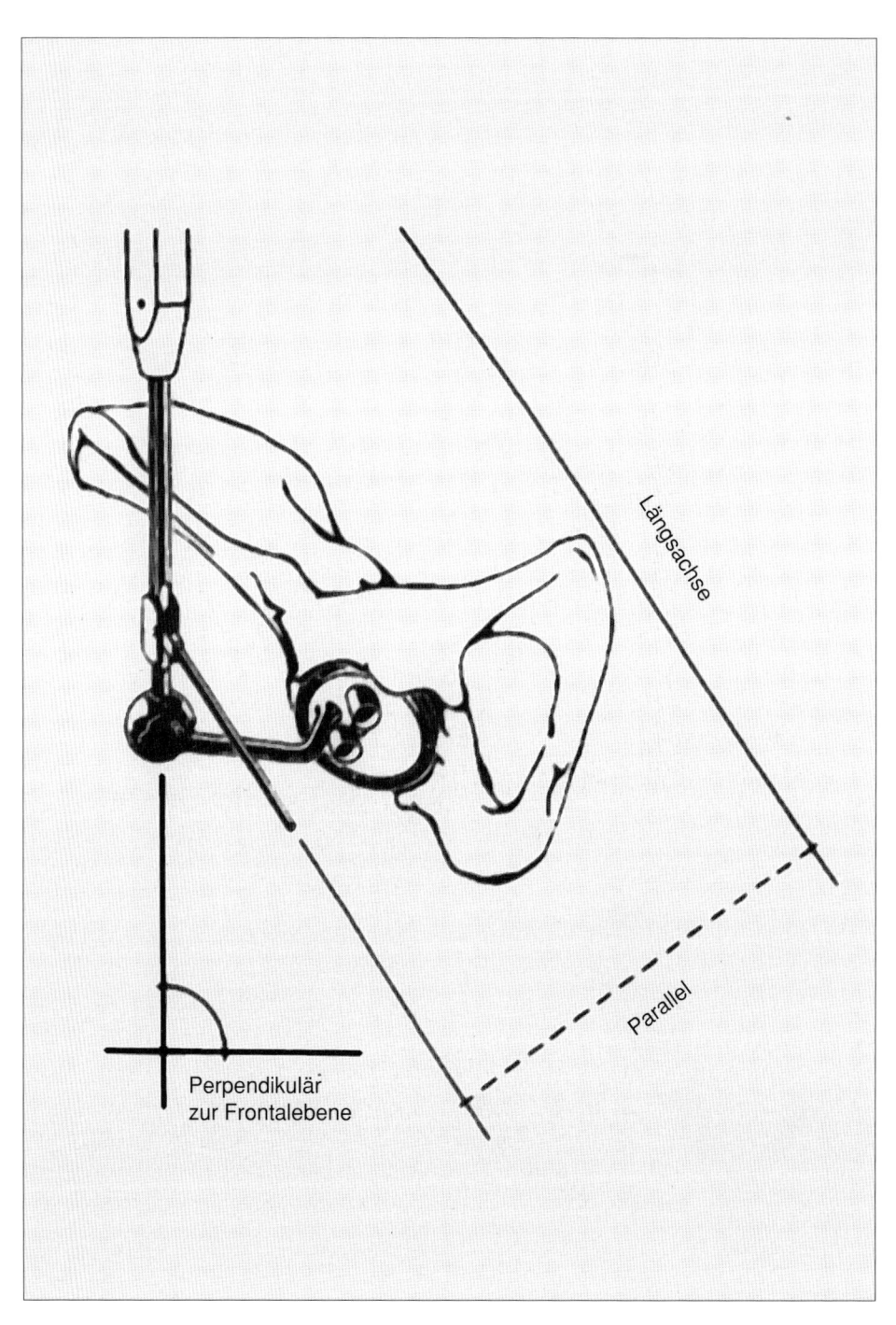

Abb. 6: Einbringen des Zielgeräts zwecks Bohrung der Löcher für die Verankerungszapfen in 45° Inklination und 15° Antetorsion.

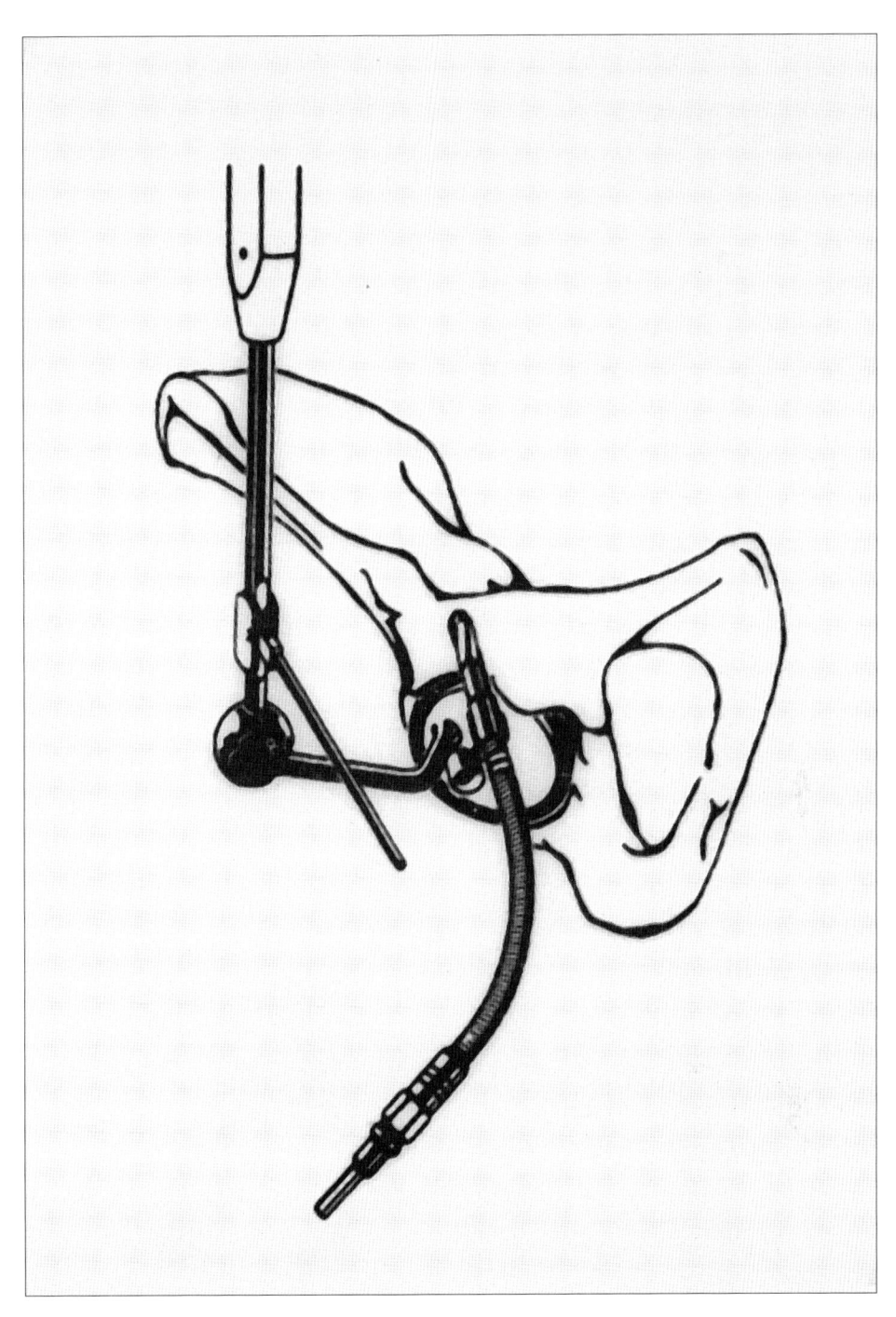

Abb. 7: Mit einer flexiblen Bohrwelle werden die beiden Löcher für die Verankerungszapfen gebohrt (8,2 mm).

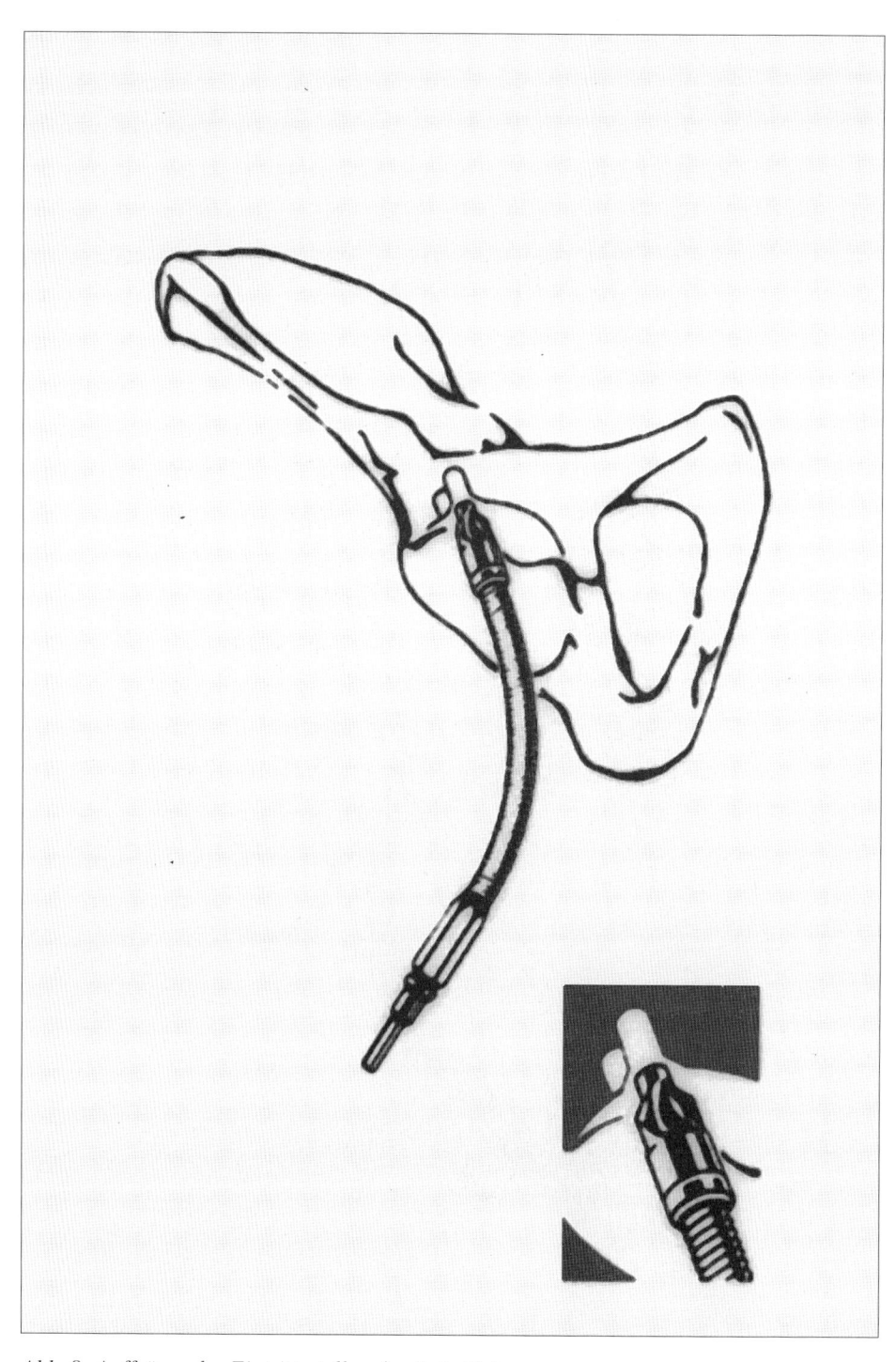

Abb. 8: Auffräsen der Eintrittsstellen der Bohrlöcher.

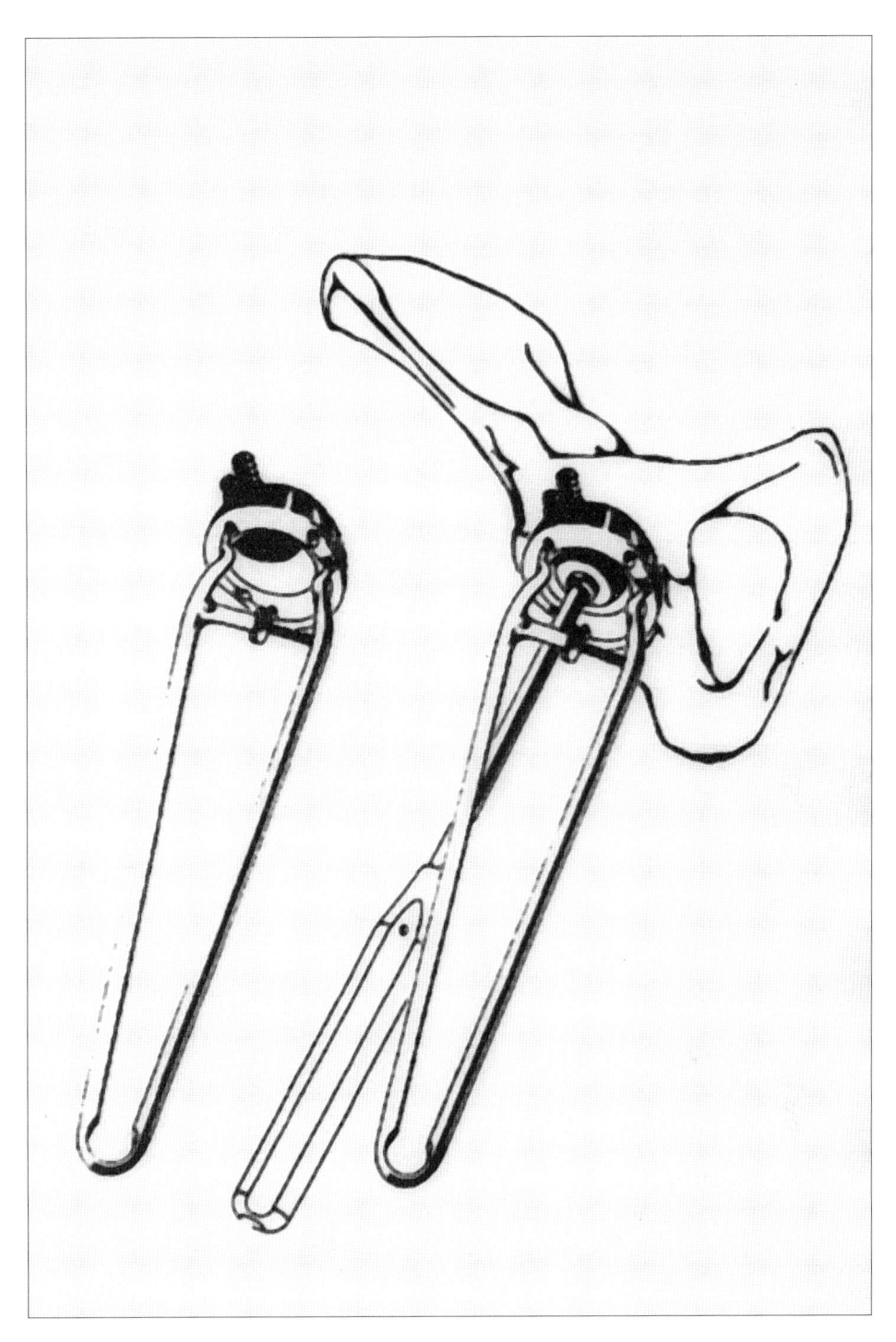

Abb. 9: Einbringen der RM-Pfanne.

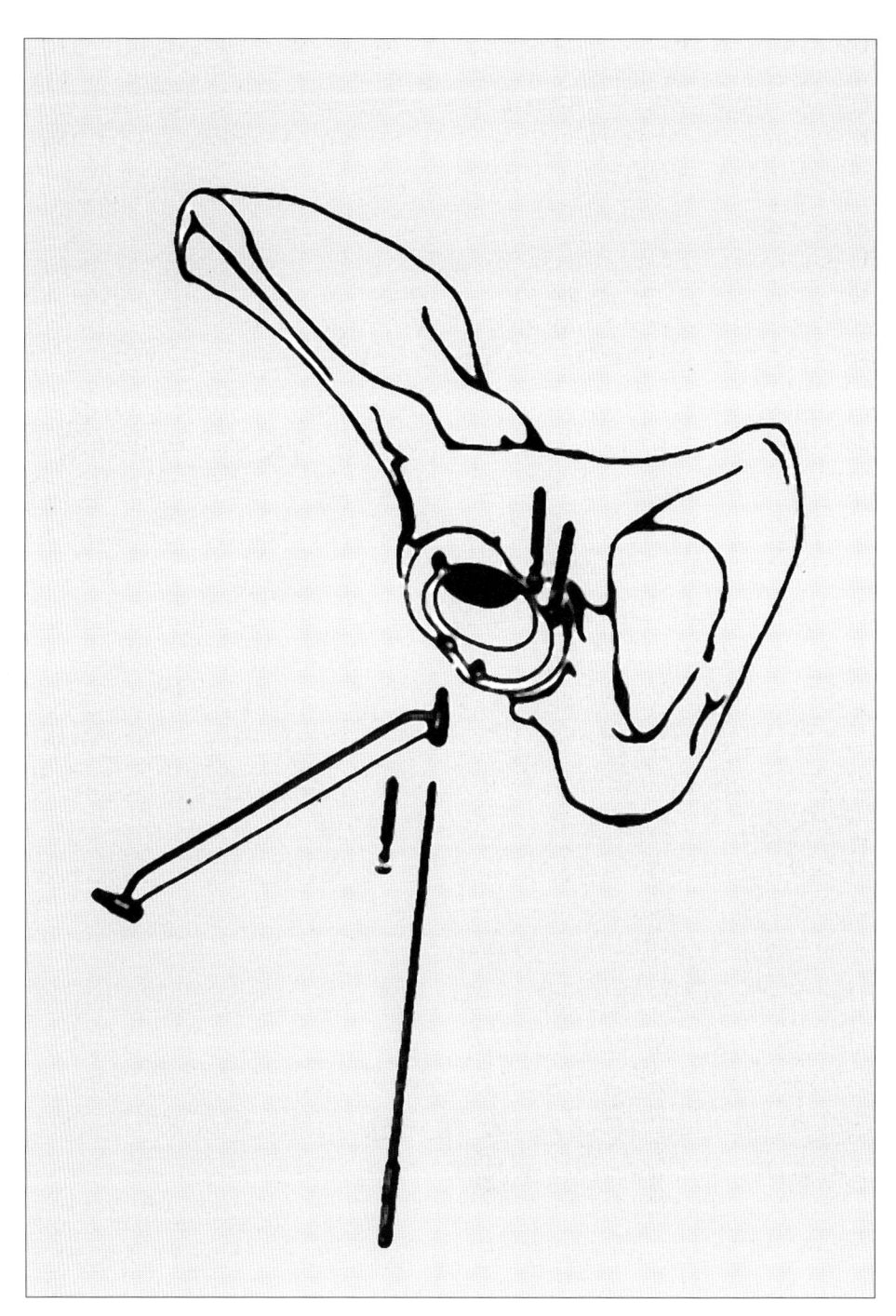

Abb. 10: Zusätzliche Fixierung der Hüftpfanne mit 40 mm Spezialschrauben oder 6,5 mm Spongiosaschrauben.

Die einzelnen Schritte sind in den Schemazeichnungen dargestellt (Abb. 5-10). Das klinische Bild zeigt ein Spätergebnis in Kombination mit der Femurkomponente in Form der Geradschaftprothese.

Kostenfaktor

In den zurückliegenden Jahren wurde die Diskussion über die verschiedenen Pfannenkonzeptionen weitgehend unter biologischen, biomechanischen, operationstechnischen und materialtechnischen Gesichtspunkten geführt. Man konnte fast den Eindruck gewinnen, als ob die technisch aufwendigste Lösung zwangsläufig auch die beste sei.

Die zunehmende Bedeutung der Kosten im Gesundheitswesen wird uns notgedrungenermaßen wieder an die Anfänge zurückführen, mit denen vor 30 Jahren Robert MATHYS sen. mit seinen Inaugurationen und technischen Vorschlägen die operative Frakturenbehandlung und in gleicher Weise die Gelenkchirurgie bereichert hat. Seine Philosophie bestand immer darin, technische Lösungen zu finden, die den biologischen Anforderungen gerecht werden, die aber auch so einfach wie möglich sein müssen.

Heute bleibt uns nur die Feststellung, daß die RM-Pfanne im Hinblick auf Langzeitbeobachtungen (Abb. 11) und unter Würdigung der sehr aktuellen Kostenfrage eine sehr gute Lösung darstellt (5).

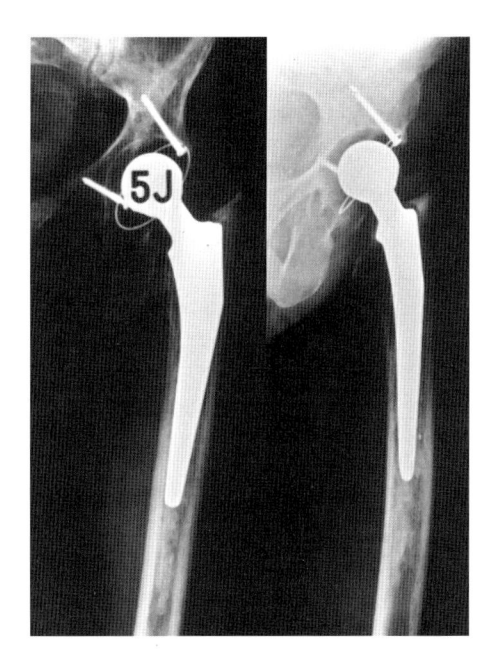

Abb. 11: Spätergebnis 5 Jahre nach Implantation einer Hüftgelenktotalendoprothese unter Verwendung der RM-Pfanne.

Literatur

(1) WESSINGHAGE, D.: Themistocles Gluck - 100 Jahre künstlicher Gelenkersatz. Zeitschrift für Orthopädie 129, 383-388 (1991)
(2) UNGETHÜM, M., BLÖMER, W.: Technologie der zementlosen Hüftendoprothetik. Der Orthopäde 16, 170-184 (1987)
(3) WILSON-MACDONALD, J., MORSCHER, E., MASAR, Z.: Cementless Uncoated Polyethylene Acetabular Components in Total Hip Replacement. Journal of Bone and Joint Surgery 72-B/3 (1990)
(4) MATHYS, R. JR., MÜLLER, W., MATHYS, R. SR., HERZIG, P.: The Coating of Hip Joint Cups on their Outer Surface. In: Willert, H.-G. (ed.): Ultra-High Molecular Weight Polyethylene as Biomaterial in Orthopaedic Surgery. Hogrefe & Huber Publishers, Toronto, pp 243-247 (1991)
(5) JUKEMA, G.N., HIERHOLZER, H., BÖHM, H.-J.: Der operative Hüftgelenkersatz: Indikationen und alternative Osteosyntheseverfahren bei proximalen Oberschenkelfrakturen. Akt. Chir. 4, 31, 217-222 (1996)

Die RM-Pfanne als Wechselimplantat

F. Hahn

Zusammenfassung

Die RM-Pfanne, vornehmlich in titanbeschichteter Ausführung seit 1987, hat sich an der eigenen Klinik in 11 Jahren operationstechnisch und klinisch als hervorragendes Wechselimplantat bei Hüft-TEP-Lockerungen bewährt. Die Vorteile liegen in der Vermeidung zusätzlicher Knochenverluste, bewährter Applikationstechnik, sofortiger Vollbelastungsfähigkeit sowie den äußerst günstigen Implantatkosten. Viele störungsfreie Langzeitverläufe konnten beobachtet werden. Die komplette Auswertung des beschriebenen Krankengutes steht kurz vor dem Abschluß.

Die zementfreie RM-Pfanne war ursprünglich als primäre Hüft-TEP-Komponente bei der Erstimplantation konzipiert (MORSCHER und MATHYS 1974 und 1975). Die eigenen Erfahrungen damit gehen zurück auf das Jahr 1983. Bereits 1984 berichten JANI und MORSCHER über die erfolgreiche Verwendung der RM-Pfanne als Revisionsimplantat. In der eigenen Klinik wurde seit 1986 zunehmend, besonders nach Ausbau von zementierten Implantaten, der zementfreie Prothesenwechsel favorisiert, um dem destruierten Knochen eine Chance zur Regeneration zu geben. Begünstigend für diesen Trend war die Titanbeschichtung der RM-Pfanne, die der eigenen Klinik ab Oktober 1987 zur Verfügung stand sowie das kompatible Konzept der Revisionspfanne (mit unverändertem Instrumentarium zu implantieren) seit 1994.

Eigenes Krankengut

Unter den ca. 300 großen hüftchirurgischen Eingriffen pro Jahr nehmen sich die 159 Hüftendoprothesenwechsel in 11 1/2 Jahren fallzahlmäßig zwar bescheiden, in der Wertigkeit für Patienten und für die Logistik des Krankenhauses aber gewichtig aus (Tab. 1). 122mal war dabei die RM-Pfanne das Pfannenwechselimplantat der Wahl. Zementierte Pfannenwechsel wurden seit 1988 völlig verlassen. Pfannen-

Tab. 1: Hüft-TEP-Wechsel 1985 - 1997 (Stand vom 31.03.97)

TEP-Wechsel gesamt	159
davon: „zementiert"	16
Pfannendachschalen	10
nur Schaftwechsel (einschl. DUO)	11
RM-Pfannen als Wechselimplantat	**122**

Tab. 2: RM-Pfanne als Wechselimplantat 1986 - 1997 (Stand vom 31.03.97)

	n = 122
Spotornoschaft	80
unbeschichtet (bis 9/97)	6
nur Pfannenwechsel	11
mit zementiertem Schaft	3
mit Prothesennagel	28

dachschalen (nach M.E. MÜLLER oder GANZ) wurden abnehmend nur noch für besondere Ausnahmekonstellationen vorgehalten (RUETER und BRUTSCHER).

Überwiegend waren die RM-Pfannen mit dem zementfreien Spotornoschaft kombiniert, der sich bei erhaltenem Femurknochenrohr als günstiges Wechselimplantat etablierte (Tab 2). 11mal mußte nur die Pfanne gewechselt werden; die gelockerten Pfannen waren zementiert und unzementiert, diverse Modelle. Bei größerer Destruktion des proximalen Femurs und/oder zusätzlicher Femurfraktur war der langschäftige Prothesennagel die geeignete Femurkomponente (Abb. 1).

Das Alter der Hüftwechselpatienten war naturgemäß deutlich höher, als in einem Erstimplantations-Krankengut, der jüngste Patient war 56, die älteste Patientin 91 Jahre alt (Abb. 2).

Operationstechnische Eigenschaften der RM-Pfanne beim TEP-Wechsel

Instrument und Operationstechnik für den TEP-Wechsel unterscheiden sich bei der RM-Pfanne nicht von dem Vorgehen bei Erstimplantation, so daß Operateur und Team darin bestens eingespielt sind.

Die seit kürzerem im Gebrauch stehenden RM-Revisionspfannen unterscheiden sich von den Primärpfannen nicht wesentlich in operationstechnischer Hinsicht. Vor 1995 unterschieden sich Primär- und Revisions-Implantat nur in der Größe. Die präoperative Planung hat die gleiche Bedeutung wie bei der Erstimplantation (Abb. 3).

Die sphärische Form der RM-Pfanne vermeidet bei der Revisionsoperation noch erwünschter als bei der Primärimplantation unnötigen Knochenverlust aus dem Becken. Die Knochendefektzonen bei gelockerter Hüftpfanne sind auch eher rundlich und im „Dom" des Os ileum und zur Lamina interna des kleinen Beckens zu finden. Das knöcherne Pfannenlager kann angefrischt werden, ohne weiteren Knochen wegzunehmen. Defektausbuchtungen werden mit autologer oder homologer Spongiosa aufgefüllt (Abb. 4). Der transplantierte Knochen muß nicht sofort Last übernehmen. Auch wenn der knöcherne Ring der Pfanneneingangsebene durch Defekt nicht mehr vollständig ist, findet die RM-Pfanne in der cranialen Knochenlagerhälfte fast immer hervorragenden Halt. Die Variabilität der Schraubenapplikation in Stärke, Richtung und Länge erlaubt funktionell angepaßte Montage. Im Gegensatz zu manchen Schraubpfannenmodellen übt die RM-Pfanne im defekten und geschwächten Knochenlager keine zusätzliche Sprengwirkung aus. Die Implantation bei liegender Femurkomponente bereitet keine Schwierigkeiten (Abb. 5).

Ergebnisse

Die 122 bei einer Prothesenwechselimplantation implantierte RM-Pfanne im Zeitraum von 1986 - 1997 (bei 117 Patienten) wurden in einer retrospektiven klinischen Studie lückenlos erfaßt. Zur Auswertung kommen alle noch lebenden und erreichbaren Patienten. Bei den inzwischen verstorbenen Patienten wird über Angehörige und/oder den Hausarzt das Outcome bis zum Ableben recherchiert. Die Abgleichung mit der Überlebenskurve nach KAPPLAN/MAIER wird noch vorgenommen.

Die nachuntersuchten Patienten werden klinisch und radiologisch beurteilt. Außerdem wird eine computerunterstützte Vermessung der Röntgenbilder hinsichtlich des Migrationsverhaltens vorgenommen, in der von SUTHERLAND und von COLLET beschriebenen Methode. Die Auswertungen sind noch nicht abgeschlossen, den Ergebnissen kann nicht vorgegriffen werden.

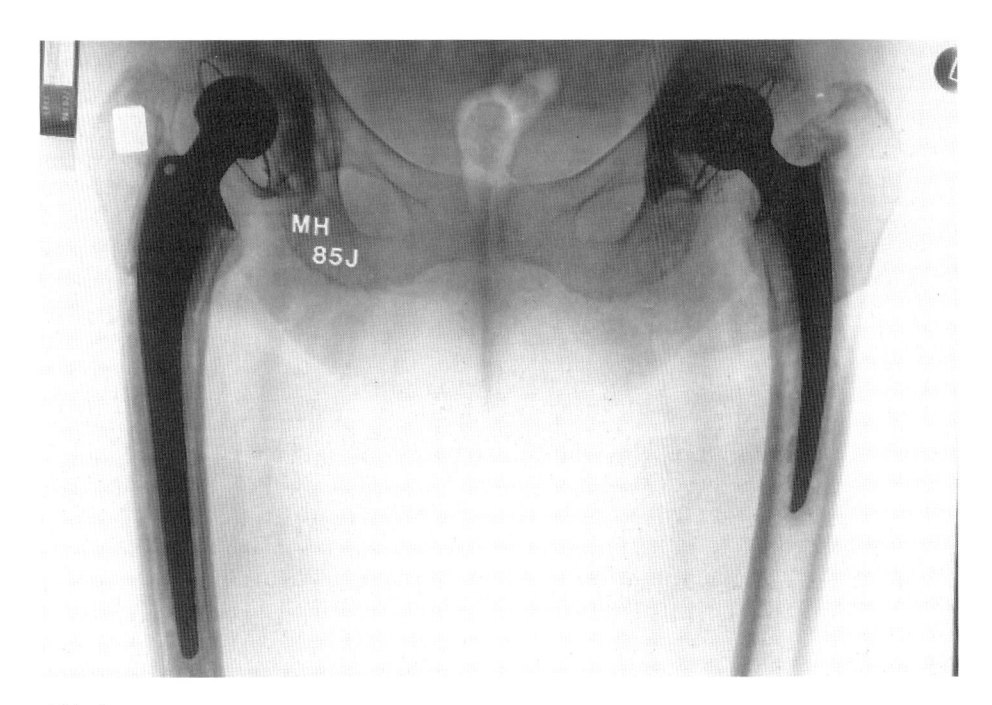

Abb. 1a

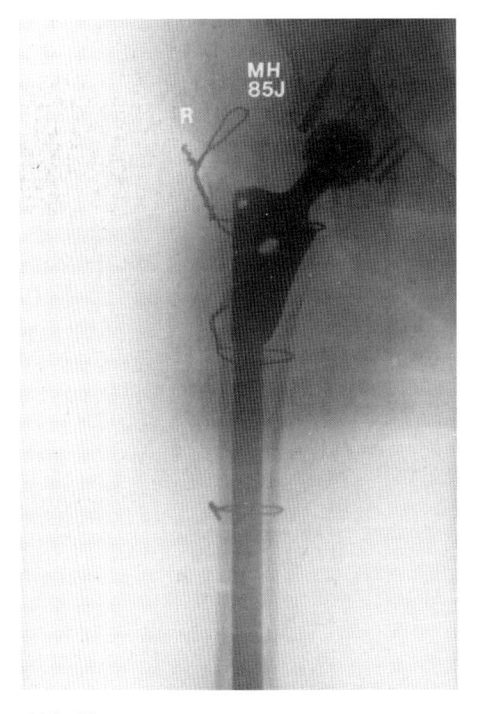

Abb. 1b

Abb. 1a, b: 85jährige Patientin. 2½ Jahre nach zementiertem Hüft-TEP-Wechsel, nie schmerzfrei, beide Komponenten locker, Femur geschwächt. RM-Pfanne benötigte keine Spongiosaplastik; mit verriegeltem Prothesennagel rasche Schmerzfreiheit.

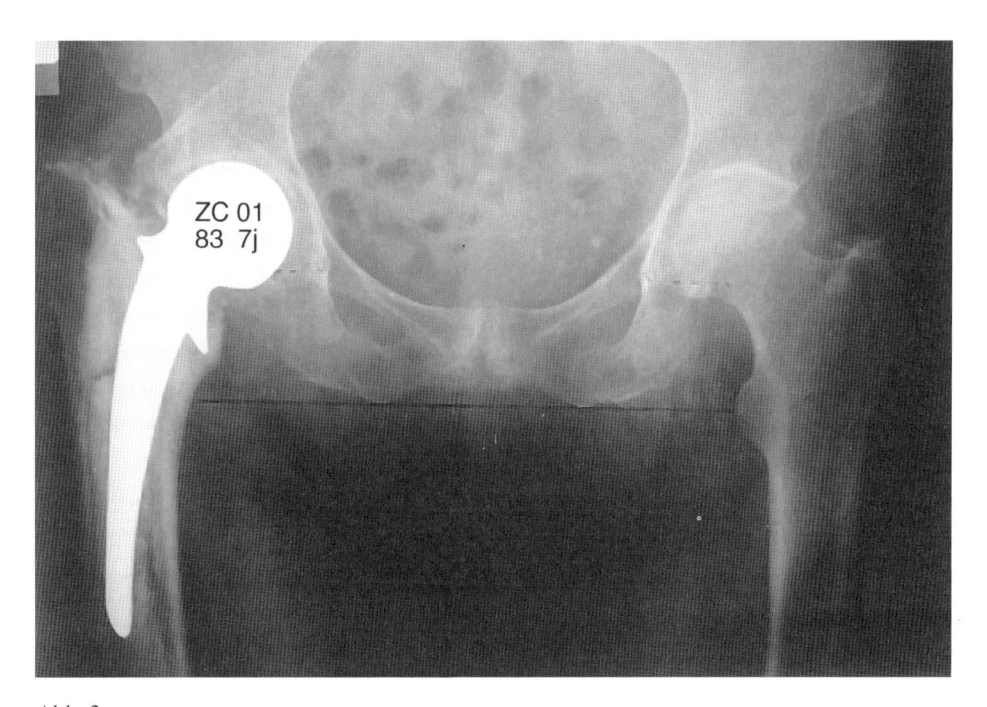

Abb. 2a

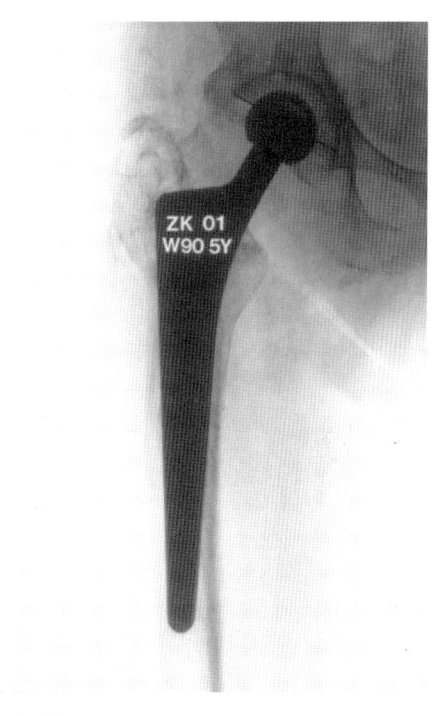

Abb. 2a, b: Gelockerte Kopfprothese (nach 7 Jahren) bei 91jähriger Patientin, zementfreier Wechsel mit RM-Pfanne; seit 7 Jahren Patientin uneingeschränkt gehfähig (führt Haushalt!) ohne Stock oder Hilfsmittel.

Abb. 2b

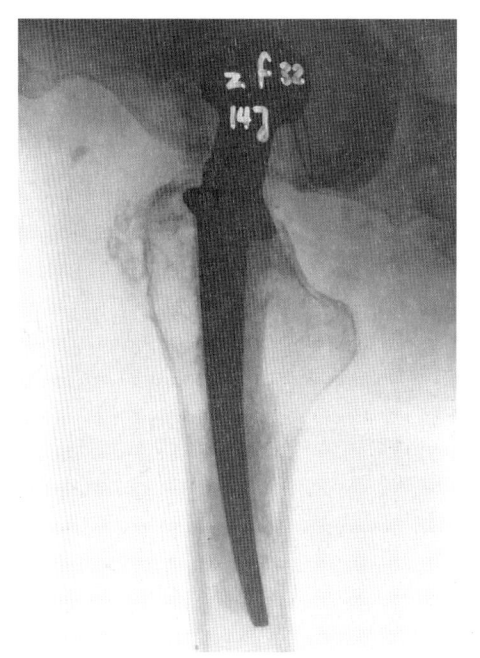

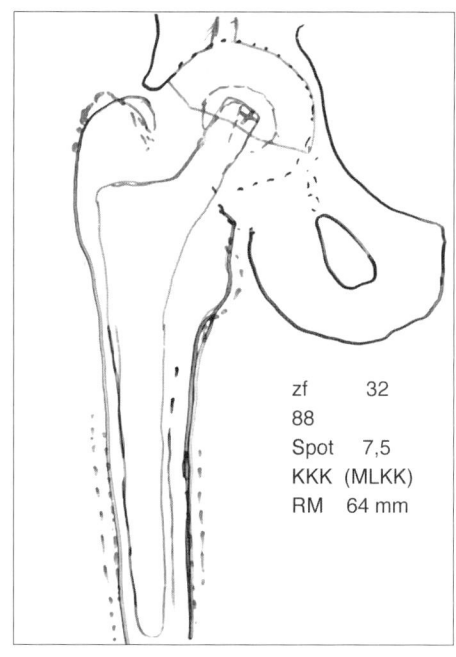

Abb. 3a   *Abb. 3b*

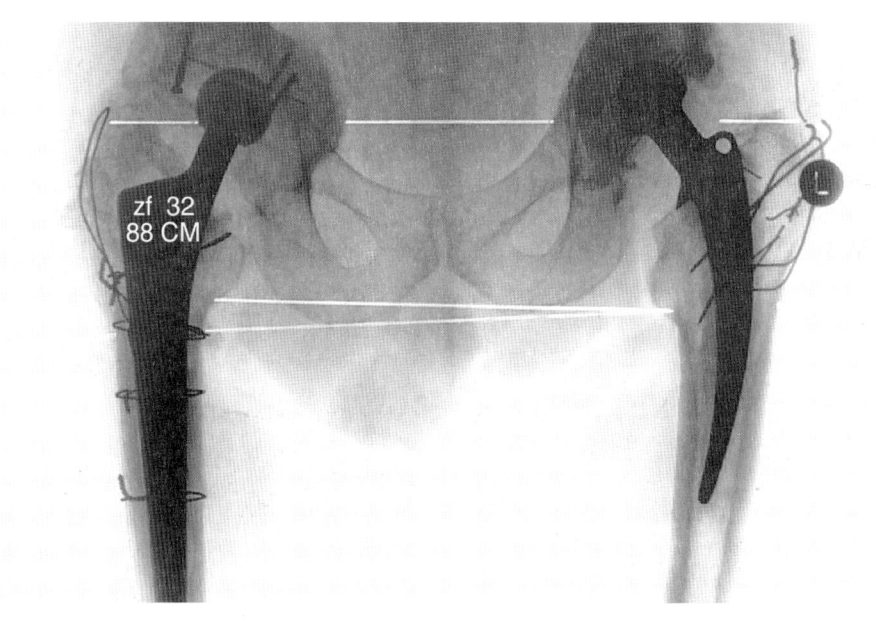

Abb. 3c
Abb. 3a-d: Gelockerte zementierte TEP beidseits (nach 12 und 14 Jahren) bei 56jähriger Malermeisterin. Wechsel-OP mit Vorplanung. Weiter berufsfähig (rechts ungestörter 9-Jahresverlauf).

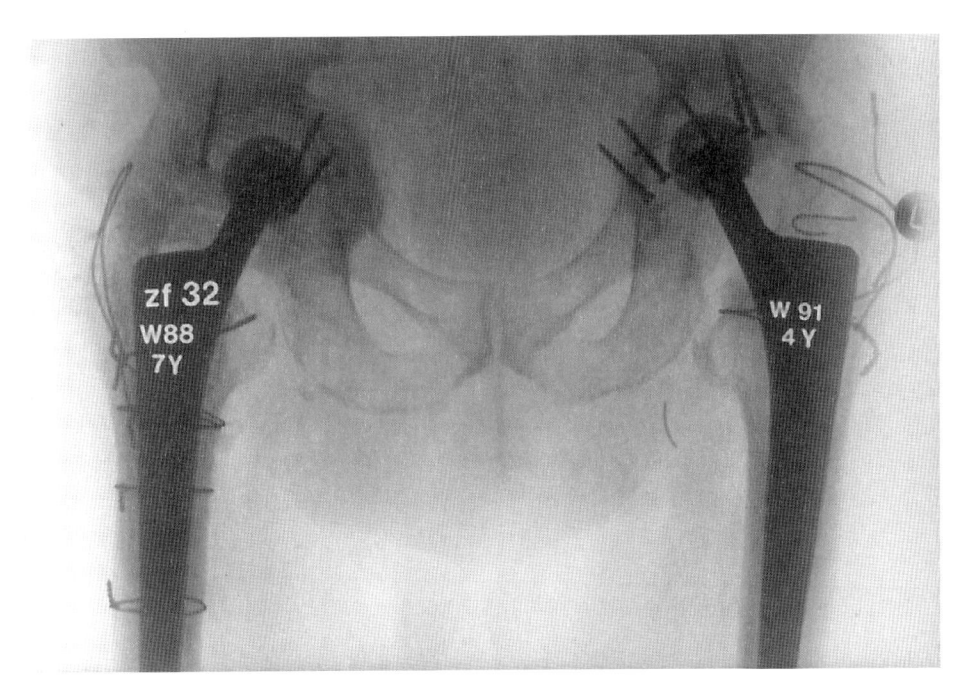

Abb. 3d

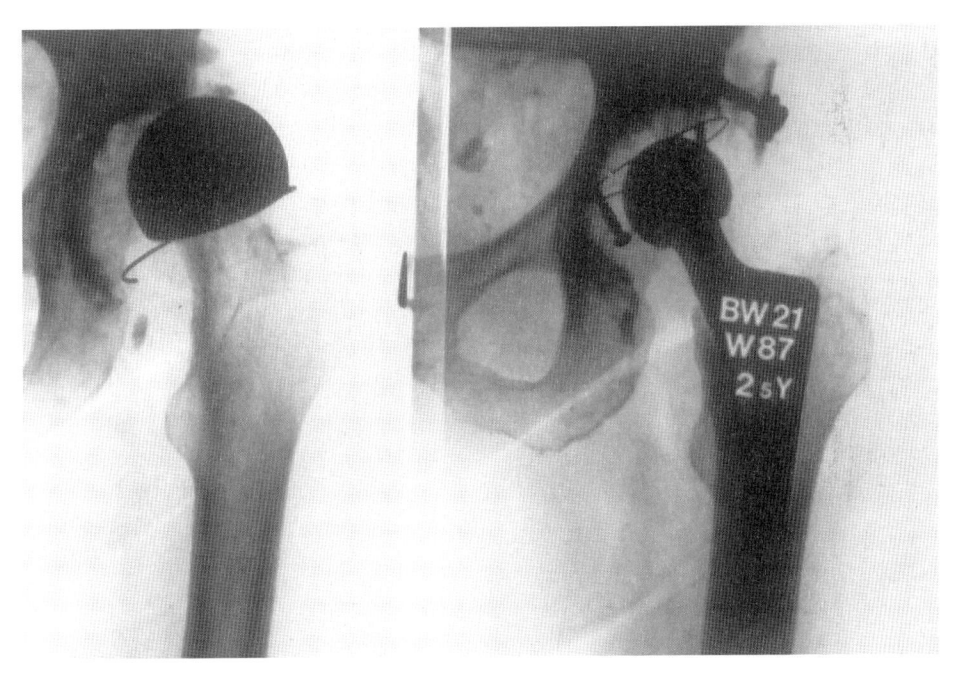

Abb. 4: 66jährige Patientin, gelockerte Schalenprothese, Pfannenerker destruiert, Rekonstruktion mit RM-Pfanne und HARRIS-Plastik.

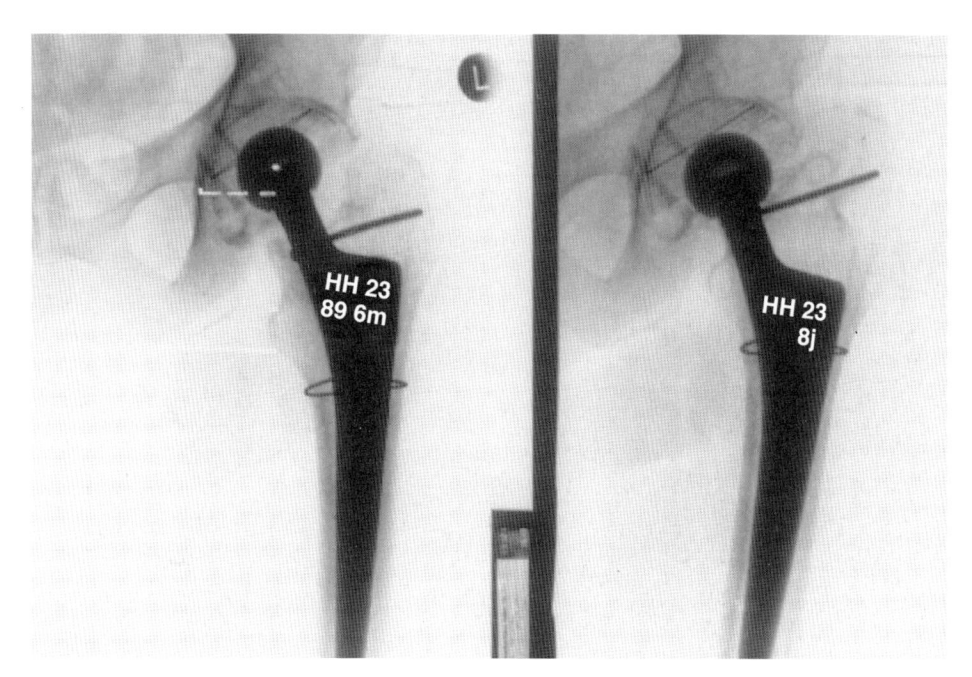

Abb. 5a

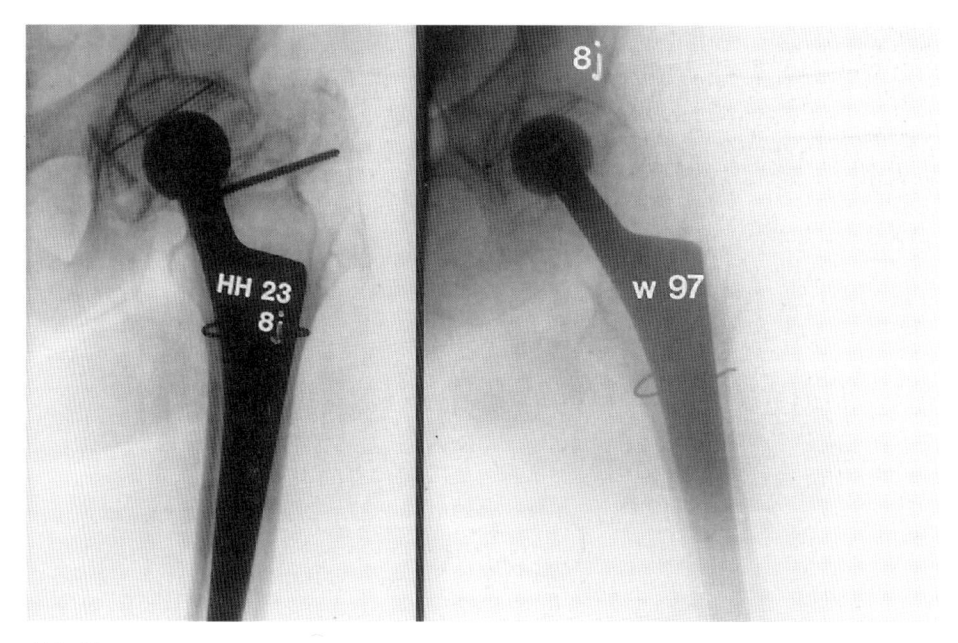

Abb. 5b
Abb. 5a, b: Zementfreier Wechselschaft innerhalb 8 Jahren um 24 mm tiefer gesintert. Beim Schaftwechsel konnte gut sitzende RM-Wechselpfanne belassen werden.

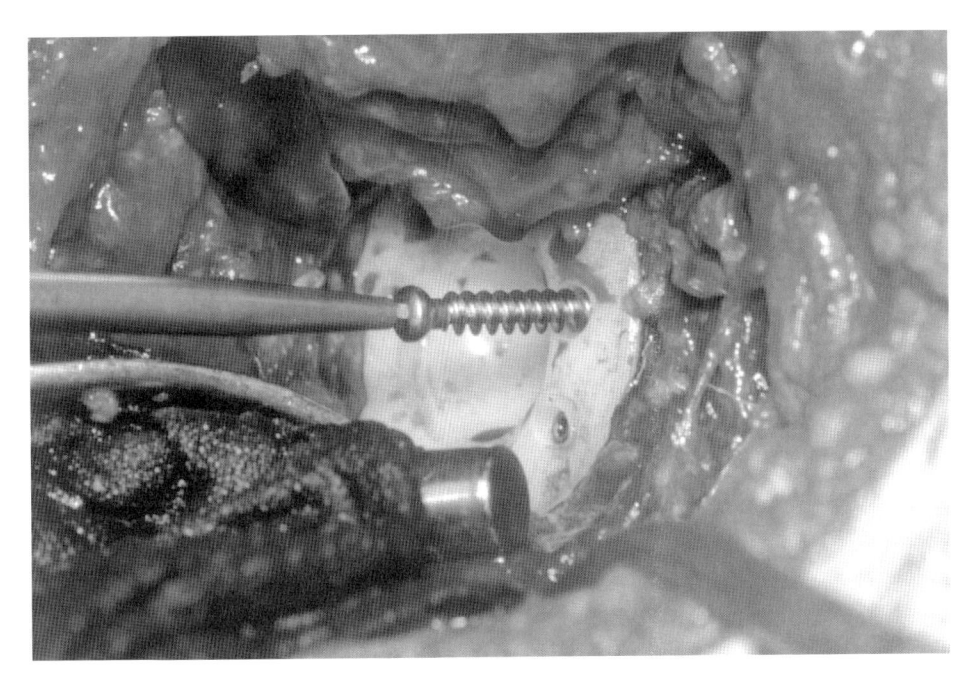

Abb. 6a

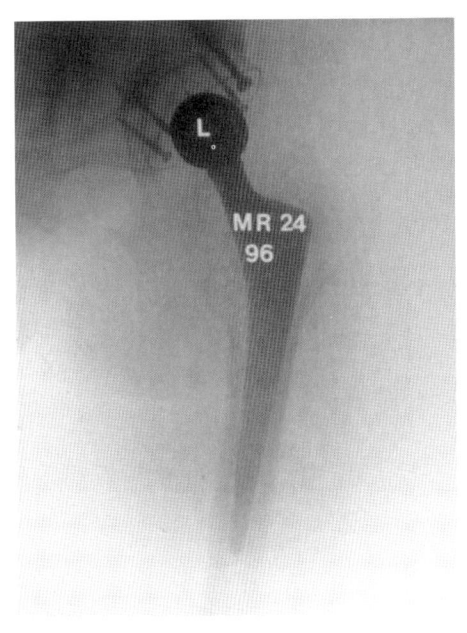

Abb. 6b
Abb. 6a, b: RM-Pfannenwechsel bei liegendem Schaft (72jährige Patientin).

Jedoch seien folgende Aussagen erlaubt:
Die zur Nachuntersuchung und Auswertung anstehenden Prothesenwechselpatienten befinden sich sowieso zum großen Teil in regelmäßiger ambulanter Nachuntersuchung der eigenen Klinik. Gute Langzeitverläufe bis 10½ Jahre nach Endoprothesenwechsel konnten beobachtet werden. Keine einzige der als Wechselimplantat verwendeten 122 RM-Pfannen mußte in der eigenen Klinik nochmals gewechselt werden. Bislang konnte auch kein auswärtiger Ausbau in Erfahrung gebracht werden.

Vielmehr konnte bei einigen revisionsbedürftigen, komplizierten Schaftverläufen die gewechselte RM-Pfanne excellent in Augenschein genommen und funktionsfähig belassen werden (Abb. 6).

Vorab seien in 15 Probemessungen an Beckenübersichtsaufnahmen mit RM-Wechselpfannen wiedergegeben nach un-

Tab. 3: Migration von RM-Wechselpfannen

Standzeit (Monate)	horiz. PK [mm]	vertik. PK [mm]	Inklination [< °)]	n = 15 Anzahl
12	1,51	1,98	1°	9
13-36	0,7	2,17	3,7°	3
> 36 (max 69)	1,4	1,3	1,3°	3

terschiedlichen Liegezeiten (Tab. 3). Sie zeigen ein ähnlich günstiges, „migrationsresistentes" Verhalten wie die von MÜLLER-MAI und BERGMANN referierten Beobachtungen nach Primärimplantation von titanbeschichteten RM-Pfannen.

Literatur

(1) BERMANN, E.G.: Mittelfristiges Migrationsverhalten titanbeschichteter Pfannen. Vortrag Ratinger Orthopädentag, 18. 04. 1997
(2) COLLET, C. et al.: Anat. Clin. 7, 171 (1985)
(3) MORSCHER, E., MATHYS, R.: La prothese totale isoelastique de hanchefixee sans ciment. Acto Orthop. Belg. 40, 639-647 (1974)
(4) MORSCHER, E., MATHYS, R.: Erste Erfahrungen mit einer zementlosen isoelastischen Totelendoprothese der Hüfte. 2. Orthop. 113, 745 - 749 (1975)
(5) MÜLLER-MAI, C., PAWELZ, B., VOIGT, C., RAMANZADEH, R.: Klinische und röntgenologische 8 Jahresergebnisse nach Implantation der RM-Pfanne. Die RM-Pfanne, Symposium; Abstract-Band (1996)
(6) RÜTER, A., BRUTSCHER, R.: Der Wechsel gelockerter Hüftpfannen; aus: Das zementfreie RM-Modell. In: Ascher, R. et al. (Hrsg.): Die gelockerte Hüftprothese. Schattauer, Stuttgart - New York, 290-296 (1990)
(7) SUTHERLAND, C.J. et al.: A ten-year follow-up on one hundred consecutive Müller curved-stem total hip replacement arthroplasties. J. Bone Joint Surg. (Am.) 64, 970-982 (1982)

Histomorphologische Nachuntersuchung von RM-Pfannen

U. Gross • F. Hahn • C. Müller-Mai

Im Rahmen von Revisionsoperationen an Hüftendoprothesen wegen Komplikationen verschiedener Art wurden Hüftgelenkspfannen aus Polyethylen mit einer Beschichtung aus Titan auf der mit Rillen versehenen Konvexität mit zwei Zapfen sowie einem Draht operativ entnommen und soweit wie möglich histologisch untersucht.

Das Untersuchungsgut der unfallchirurgischen Kliniken am Benjamin-Franklin-Klinikum in Berlin sowie am Ostalb-Klinikum in Aalen aus den Jahren 1989 bis 1997 wurden nachuntersucht. Bei den 13 einschlägigen Fällen waren 8 Männer und 5 Frauen. Acht Patienten waren älter als 70 Jahre. Die Liegedauer der Pfannen war unterschiedlich, die kürzeste Frist war 2

Tab. 1: RM-Pfannen (Morscher)

Fall	H-Nr.	Geschlecht m/w	Alter bei Explantation	Liegedauer Jahre/Monate	Beschwerden seit	Lockerungszeichen seit	Infekt - ja/nein	Sägeschnitte	Interface Knochen	Osteoid / Mineralisationsstörung	Chondroid	Weichgewebe	Makrophagen mit Abrieb
1	6982-89	m	79	5 M			+/ Schaft	+	+			+	
2	10469-90	m	55	18 M	2 M	-	+						
3	9952-91	m	57	2 J		-	+	+	-		+	+	
4	10027/91	m	82	2 M			+	+	+			+	
5	19558-92	m	54	4 J	J		+						
6	6595-94	w	80	3,5 J	6 M	+ 3 M	-	-				+	
7	7777-94	m	56	9 J	9 M	+ 9 M	-	-				+	
8	13101-94	w	68	20 M	20 M	-	+	+	+	+		+	+
9	2228-95	m	72	1 J	+	+	-					+	
10	11715-95	m	81	7 J	6 M	-	-	+	+	+		+	+
11	15154-95	w	85	4 J	Trauma Lux		-	+	+	+		+	
12	7011-96	w	83	8 J	6 M	+ 3 M	-	+	-			+	+
13	19750-96	w	72	4 M	Fehlpos.	Fehlpos.	-	+	-			-	

Monate, die längste 8 Jahre. Die Operationen erfolgten nach unterschiedlich langen Zeiten von Beschwerden, die 6mal mit Infektion und Fisteln, 1mal mit traumatischer Luxationsfraktur und in einem Fall mit einer Fehlposition verbunden waren. In 5 Fällen wurde auf Lockerungszeichen im klinischen Bericht besonders hingewiesen (Tab. 1).

Die histologische Untersuchung war bei Anfertigung von Sägeschnitten in 8 Fällen möglich. In den anderen Fällen war auch aufgrund ausbaubedingter Zerstörung an der Oberfläche der explantierten Prothesen lediglich Exsudat oder Gewebetrümmer abgekratzt und gewöhnlich im Paraffinschnittverfahren untersucht worden mit einem nicht besonders aussagekräftigen Ergebnis. Im folgenden wird der makroskopische und histologische Befund von fünf Fällen (Nr. 1, 8, 9, 10, 11 der Tab. 1) dokumentiert und kurz beschrieben.

Das Formaldehyd-fixierte Material wurde in Ethanol entwässert und in Methacrylat eingebettet sowie im Sägemikrotom in etwa 50 µm dicke Scheiben zerlegt. Diese wurden gefärbt mit dem von Kossa-Fuchsin-Gemisch sowie mit dem Giemsa-Gemisch. Eingedeckt wurde mit Corbitbalsam.

In wenigen Rillen der Pfanne des ersten Falles (H-Nr. 6982-89) zeigt sich deutlich das Band der Metallbeschichtung über dem Kunststoff. In der Rille findet sich Knochen, der in Unregelmäßigkeiten der Beschichtung eingedrungen ist und sich hier in den Unterschneidungen und Hinterschneidungen verankert hat. Teilweise zeigt sich ein bläulicher osteoider, d.h. nicht voll mineralisierter Saum in dem Bereich der Metallbeschichtung (Abb. 1, 2).

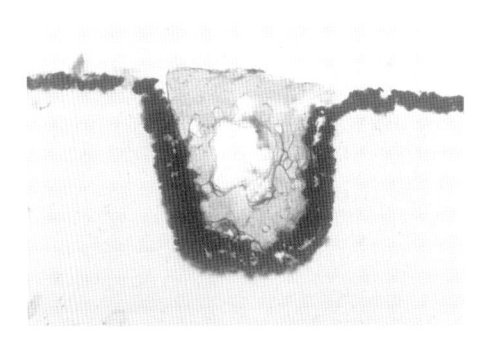

Abb. 1

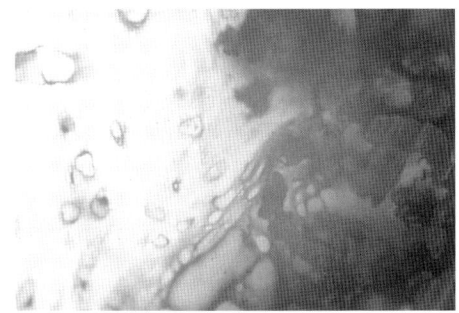

Abb. 2

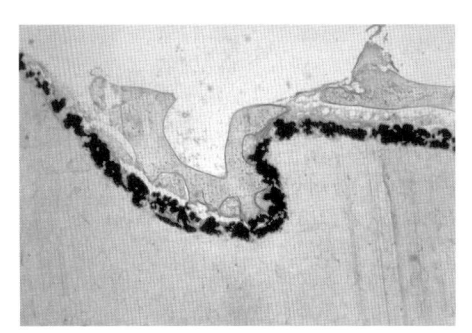

Abb. 3

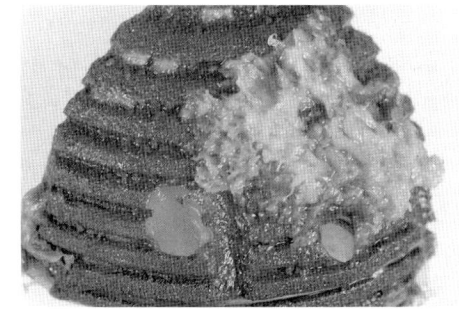

Abb. 4

Ein Teil der Pfannenoberfläche im Fall 8 (H-Nr. 13101-94) ist bedeckt mit graugelblichem Material, das sich als knochenhaltig erweist (Abb. 3, 4). In Abbildung 3 erkennt man zwischen Beschichtung und der Knochenlamelle überwiegend Weichgewebe, das sich färberisch blau darstellt. Nur an wenigen Stellen sind füßchenförmige Fortsätze des Knochens bis in die Beschichtung vorgedrungen.

Fall 9 (H-Nr. 2228-95) läßt den vorwiegenden Aspekt derartiger Pfannenoberflächen erkennen, nämlich ein grau-bräunliches Material, das nach dem Abkratzen im wesentlichen einige Exsudatreste erkennen läßt, was nicht besonders aussagefähig ist, allerdings hinweist auf eine fehlende Verankerung im Knochen, d.h. es handelt sich um ein Interface mit Weichgewebe (Abb. 5).

Die ergiebigsten Befunde sind im Fall 10 (H-Nr. 11715-95) zu erheben. Etwa 20% der Oberfläche der Beschichtung sind bedeckt von Gewebe mit deutlich erkennbarer knöcherner Stuktur, was auch auf den parallel gelegten Sägeschnitten A, B und C in Abbildung 6 erkennbar wird. Der dünne Sägeschnitt von Scheibe A zeigt in einigen Rillen der Beschichtung zapfenförmig neu gebildeten Knochen, der in der knöchernen Schale in der weiteren Umgebung des Implantates verankert ist (Abb. 7, 8). Nur an einigen Stellen sind kleinere füßchenförmige Ausläufer des Knochens bis in die Beschichtung eingedrungen (Abb. 9). Auffällig ist, daß der Knochen vielfach von breiten osteoiden Säumen bedeckt wird, die auf eine lokale Mineralisationsstörung hinweisen (Abb. 11).

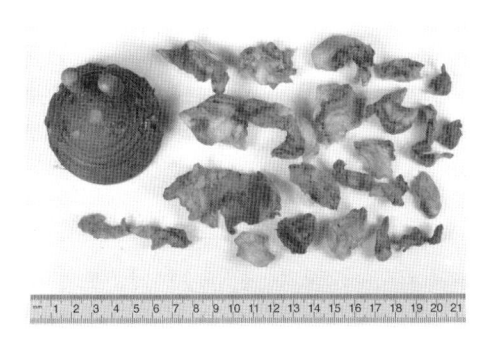

Abb. 5

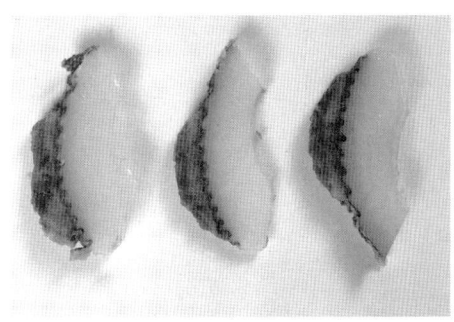

Abb. 6

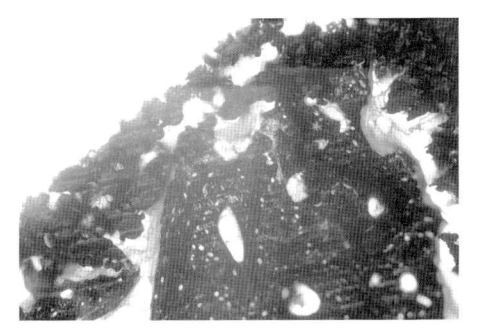

Abb. 7

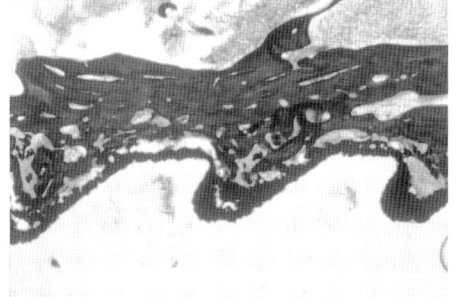

Abb. 8

Zwischen den Trabekeln findet sich bis in die Beschichtung reichend überwiegend lockeres Bindegewebe mit überwiegend wenigen Makrophagen und einigen Riesenzellen vom Fremdkörpertyp (Abb. 10 bis 12).

In einigen Makrophagen finden sich winzige Partikel von schwarzem Material, das wahrscheinlich aus der Beschichtung stammt (Abb. 11).

Vereinzelt findet sich Material der Beschichtung auch in kleinen Fragmenten umgeben von Knochen (Abb. 9, 12). Diese Beobachtungen zeigen die prinzipiell gute Verträglichkeit des hier verwendeten Metalls.

Offenbar vom Rand stammendes Areal der Scheibe C zeigt ein Gebiet mit zahlreichen, ziemlich dicht liegenden Makrophagen, die von lockerem fibrösem Fasermaterial teilweise umgeben sind und die zahlreiche winzige (Größenordnung 1µm) Partikel enthalten. Diese Makrophagen und das gefäßarme Gewebe zeigen somit strukturell Beziehungen zu dem histologischen Produkt bei gelockerten, überwiegend zementierten Prothesen. Es wird vermutet, daß hier partikuläres Material in der extrazellulären Matrix mit dem Flüssigkeitsstrom verlagert wurde und nun in Makrophagen biologisch wohl instabil zurückgehalten wird (Abb. 13, 14).

Der 11. Fall (H-Nr. 15154-95) zeigt lediglich in einem kleinen Areal knochenhaltige Gewebsreste, der überwiegende Teil der Oberfläche läßt lediglich Reste von Exsudat und Weichgewebe erkennen (Abb. 15, 16).

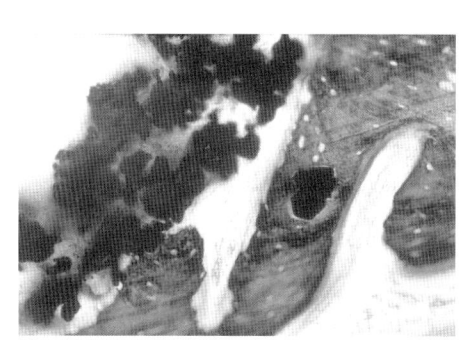

Abb. 9

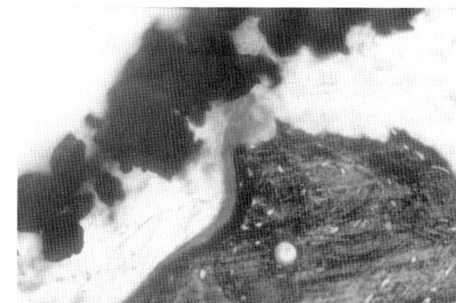

Abb. 10

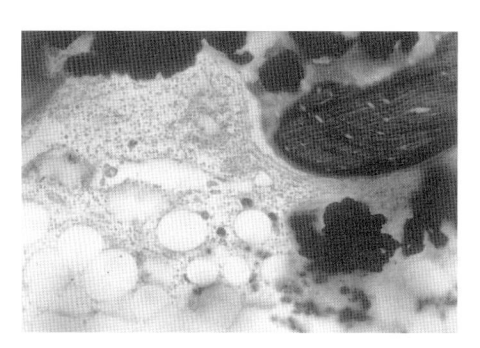

Abb. 11

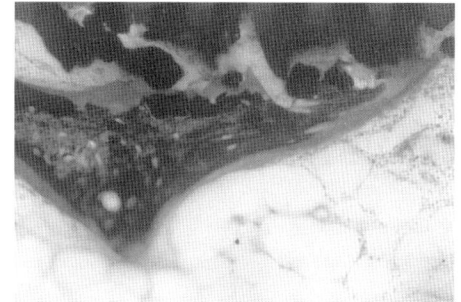

Abb. 12

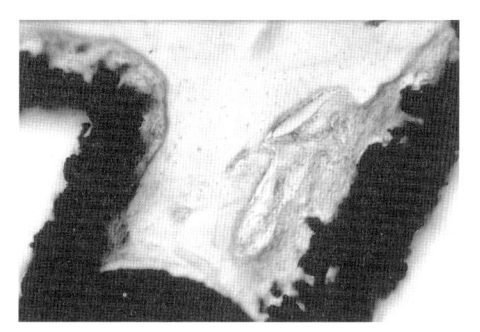

Abb. 13

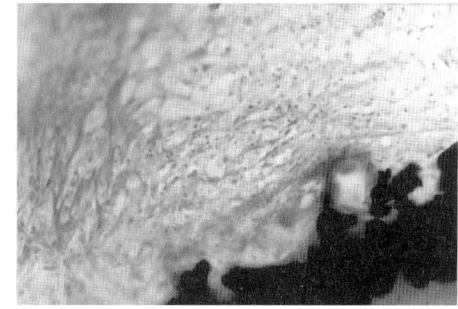

Abb. 14

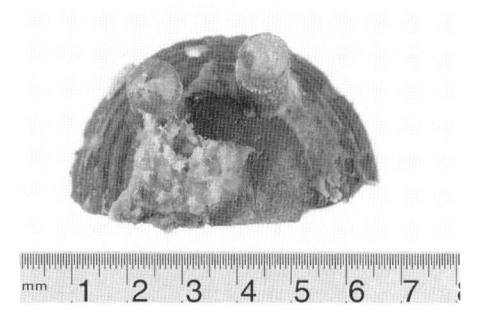

Abb. 15

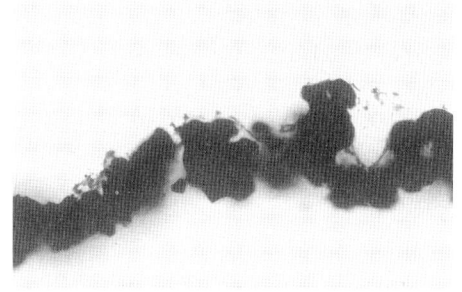

Abb. 16

Schlußfolgerungen

Die Nachuntersuchung von 13 einschlägigen Fällen nach Implantation von titanbeschichteten Polyethylenpfannen zeigt unter Berücksichtigung der bereits klinisch erkennbaren Komplikationen, die zum geringsten Teil den Pfannen anzulasten waren (z.B. Infektion), an zumindest einigen Stellen Gewebereste mit fibrösem Gewebe und trabekulärem Knochen, welcher sich über füßchenförmige Fortsätze in dem Metall der Beschichtung verankert hat. Mit dieser Verankerung ist eine wahrscheinlich lastübertragende Funktion verbunden. Nur an wenigen Stellen sind kleine Partikel in Makrophagen des Weichgewebes der Umgebung von beschichteten Abschnitten zu finden, was auf eine insgesamt geringe Freisetzung von Metall aus der Beschichtung spricht. An anderem Ort ist die gute Verträglichkeit des Metalls deshalb anzunehmen, weil Metallpartikel innerhalb von mineralisiertem Knochen erkennbar sind. Eine progressive Auslockerung der Prothesen ist dann zu befürchten, wenn größere Mengen kleiner Partikel in der extrazellullären Matrix verfügbar werden und große Mengen an Makrophagen dauerhaft beschäftigen.

Literatur beim Erstautor.

Klinische 9-Jahres-Ergebnisse zementfrei implantierter titanbeschichteter Robert MATHYS (RM)-Pfannen

H.-W. Staudte • R. Klügel

Zusammenfassung

In der vorliegenden Studie wurden die ersten 150 zementfrei implantierten titanbeschichteten RM-Pfannen, die in der Orthopädischen Abteilung des Kreiskrankenhauses Marienhöhe in Würselen in den Jahren 1986/87 implantiert wurden, erfaßt und soweit wie möglich einer klinischen Nachuntersuchung unterzogen.

Nach erster telefonischer Kontaktaufnahme konnten 72% der auswertbaren RM-Pfannen für eine Nachuntersuchung gewonnen werden. Die Nachuntersuchung bestand in einer Befragung der Patienten und einer subjektiven Bewertung des Operationsergebnisses, einer klinischen Untersuchung sowie der Anfertigung einer Röntgenkontrolle. 26 Patienten mit 28 Pfannen konnten nur telefonisch befragt werden, da eine Nachuntersuchung aus verschiedenen Gründen nicht möglich war.

Zwei Patienten hatten bis zum Stichtag 1. Mai 1996 eine Revision ihrer RM-Pfanne in Zusammenhang mit einem Schaftwechsel erfahren (Revisionsrate 1,39%). Ein Patient war nach dem Stichtag verstorben. Von den verbliebenen 104 auswertbaren Patienten mit 108 RM-Pfannen waren 9 Jahre nach Implantation 99 Patienten mit 103 Pfannen (95,3%) nach subjektiver Einschätzung mit dem Operationsergebnis zufrieden bis sehr zufrieden. Drei Patienten (2,8%) beurteilten das Operationsergebnis als mäßig und zwei Patienten (1,9%) als schlecht. Die klinische Untersuchung zeigte in etwa 75% eine gute bis sehr gute Beweglichkeit der operierten Hüfte. 25% der nachuntersuchten Patienten hatten eine eingeschränkte Beweglichkeit. Insgesamt schlecht beweglich war kein Hüftgelenk. Eine Einschränkung der Gehstrecke oder der Aktivitäten des täglichen Lebens durch die Hüft-TEP verneinten 86,25% der Patienten. 72,5% der Patienten gaben keinerlei Schmerzen in der operierten Hüfte an.

Die 9-Jahres-Ergebnisse bestätigen offensichtlich den positiven Effekt, den die Titanbeschichtung der RM-Pfanne bezüglich der Zufriedenheit der Patienten sowie hinsichtlich Haltbarkeit und Abnutzung erbrachte.

Einleitung

Im Jahre 1986 haben wir an unserer Klinik begonnen, zementfreie Robert MATHYS (RM)-Pfannen zu implantieren, die an der Außenseite mit einer Titanschicht überzogen sind. Es hatte sich in den Jahren zuvor gezeigt, daß die bis dahin verwendeten unbeschichteten RM-Pfannen nach einem Zeitraum von etwa 7 Jahren gehäuft Lockerungen aufwiesen.

MORSCHER und REMAGEN (12) stellten in ihren „Histological Results with Cementfree Implanted Hip Joint Sockets of Polyethylene" im Jahre 1984 dann auch fest, daß sich zwischen Polyäthylen und Knochen eine pathologische Reaktion abspielt, die eine knöcherne Integration verhindert.

Aus diesem Grunde entwickelte die Firma MATHYS AG Bettlach eine Titanbeschichtung der Pfannenaußenseite. Die neuentwickelte Titanbeschichtung sollte den direkten Kontakt zwischen Knochen und Polyäthylen der Pfanne verhindern und so die biologische Verträglichkeit verbessern. Außerdem sollte es aufgrund einer Oberflächen-Granulierung in unregelmäßiger Form zu einer besseren Knochenintegration und damit zu einer Sekundärstabilität kommen.

Der Zeitpunkt des Modellwechsels vom unbeschichteten zum titanbeschichteten Pfannentyp in unserer Klinik war der 01. 12. 1986.

In einer retrospektiven Studie wollten wir nun das Schicksal der ersten 150 titanbeschichteten RM-Pfannen möglichst detailliert mittels der noch verfügbaren Patientenunterlagen sowie mittels einer erneuten Kontaktaufnahme mit den Patienten ermitteln. Insbesondere interessierte uns die subjektive Bewertung des Operationsergebnisses durch die Patienten, die Revisionsrate 9 Jahre nach Implantation sowie die Beurteilung anhand einer klinischen Untersuchung.

Material und Methode

Für unsere Studie kamen Patienten in Frage, die ab dem 01. 12. 1986 nachweislich eine titanbeschichtete RM-Pfanne als Primär-Implantat erhalten hatten. Die Implantation erfolgte in unserer Klinik in Kombination mit verschiedenen zementierten und zementfreien Schäften in Form einer Hybrid-Prothese. Der letzte Patient der Studie erhielt am 18. 12. 87 die titanbeschichtete RM-Pfanne.

Ausschlußkriterium war die Implantation der titanbeschichteten RM-Pfanne im Rahmen einer Revision. Außerdem sorgte auch das Nicht-Vorhandensein eines postoperativen Röntgenbildes für einen Ausschluß aus der Studie, da dadurch zum einen die Titanbeschichtung der Pfanne nicht ohne Zweifel nachgewiesen werden konnte und zum anderen eine vergleichende Gegenüberstellung der Röntgenbilder postoperativ und zum Zeitpunkt der Nachuntersuchung nicht möglich war.

Nach Registrierung der ersten 150 in Frage kommenden Patienten wurde in einem ersten Schritt im Mai/Juni 1986 eine telefonische Kontaktaufnahme mit Kurzbefragung durchgeführt um festzustellen, wieviele der Patienten für eine klinische Nachuntersuchung zu gewinnen sind. Insbesondere die Patienten, die nicht an einer Nachuntersuchung teilnehmen konnten oder wollten, wurden zugleich um eine Selbstbewertung des Operationsergebnisses gebeten.

In einem zweiten Schritt haben wir dann im Zeitraum Juni/Juli 1996 die klinische Nachuntersuchung durchgeführt. Dabei konnten die Patienten eine persönliche Bewertung des Operationsergebnisses vornehmen. Wir führten außerdem eine weiterführende Befragung der Patienten durch sowie eine intensive klinische Untersuchung.

Ergebnisse

Das Ergebnis der primären Nachforschung erbrachte, daß die ersten 150 titanbeschichteten RM-Pfannen bei 145 Patienten im Zeitraum 01. 12. 1986 bis 18. 12. 1987 eingebaut wurden. Fünf Patienten erhielten im Untersuchungszeitraum beidseitig einen primären endoprothetischen Hüftgelenksersatz mit titanbeschichteten RM-Pfannen. Das Patientenalter bei Implantation lag zwischen 39 Jahren und 82 Jahren mit einem Durchschnitt bei 65 Jahren. Auch im Indikationsspektrum war der eher ältere Patient mit Arthose (123) am häufigsten vertreten. 2 Patienten hatten eine Dysplasie-Coxarthrose, 7 Patienten eine Fraktur des Collum femoris. Bei 15 Patienten war eine Gelenksdestruktion infolge chronischer Polyarthritis Ursache für den künstlichen Gelenkersatz.

Die Geschlechtsverteilung des beobachteten Patientenkollektives war mit 7:3 deutlich auf der Seite der Frauen (105 Frauen : 45 Männer). Auch bei der Seitenpräferenz für ein Hüftgelenk gab es eine deutliche Tendenz: 65 TEP's der linken Hüfte gegenüber 85 TEP's der rechten Hüfte.

Von den 145 Patienten waren 32 Patienten mit 33 Pfannen (22%) bis zum Stichtag 1. Mai 1996 verstorben. Sechs Patienten mit sechs Pfannen (4%) mußten als „verschollen" eingestuft werden, da auch eine längere intensive Suche keine Klarheit über ihr Schicksal erbrachte.

Die 107 auswertbaren Patienten mit 111 RM-Pfannen (74%) wurden zunächst telefonisch befragt zum Schicksal ihrer RM-Pfanne sowie zu ihrer Einschätzung des Operationsergebnisses und zu ihrer Bereitschaft, an einer Nachuntersuchung teilzunehmen.

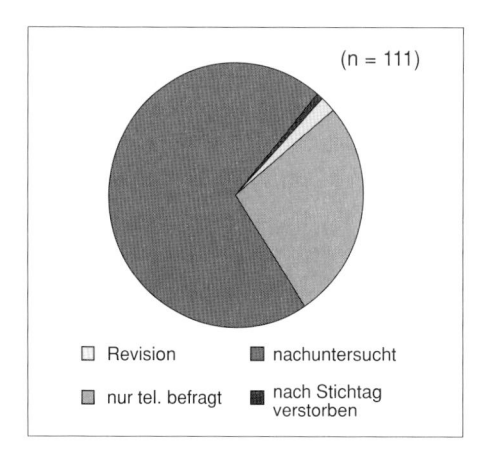

Abb. 1: Schicksal der auswertbaren RM-Pfannen - 9 Jahre postoperativ.

Zwei Patienten mit zwei Pfannen mußten bis zum Stichtag 1. Mai 1996 revidiert werden.

Ein 66jähriger Patient erfuhr nach aseptischer Lockerung einer zementfreien Femurschaft-Prothese (SKT) 7 Jahre postoperativ einen Schaft- und Pfannenwechsel. Hier war es durch Abrieb im Schaftbereich zu einer Unterminierung der Pfanne und damit zu einer sekundären Lockerung gekommen. Eine 74jährige Patientin erfuhr 8 Jahre postoperativ nach aseptischer Lockerung einer zementierten Femurschaftprothese ebenfalls einen kompletten TEP-Wechsel. In beiden Fällen war also offensichtlich eine primäre Schaftlockerung Ursache für eine sekundäre aseptische Pfannenlockerung. Damit liegt die Revisionsrate bei 1,39% (2/144).

Die mittlere Tragzeit der RM-Pfanne im Gesamtkollektiv betrug 7,95 Jahre.

Ein Patient mit einer Pfanne ist nach dem Stichtag ohne Nachuntersuchung verstorben.

Subjektive Ergebnisse

Die verbliebenen 104 auswertbaren Patienten mit 108 Pfannen wurden zunächst um eine Selbsteinschätzung des Operationsergebnisses gebeten. Eine Nachuntersuchung lehnten 13 Patienten mit 14 Pfannen aus gesundheitlichen Gründen ab. Zwei Patienten mit zwei Pfannen wünschten keine Nachuntersuchung zum in Frage kommenden Zeitpunkt und 11 Patienten mit 12 Pfannen hatten grundsätzlich kein Interesse an einer Nachuntersuchung.

Die 28 „nur befragten" Patienten äußerten sich zu 39,29% (11 Patienten) sehr zufrieden mit dem Operationsergebnis. 15 Patienten (53,57%) beurteilten den Erfolg der Operation als „gut" und 1 Patient (3,57%) als mäßig. Ein weiterer Patient (3,57%) nannte das Operationsergebnis „schlecht".

78 Patienten mit 80 Pfannen (72% der auswertbaren Pfannen) haben an der Nachuntersuchung teilgenommen. Die mittlere Pfannen-Tragzeit bei diesen Patienten betrug 8,96 Jahre. Die Patienten sind ebenfalls sämtlich nach der persönlichen Einschätzung ihres Gesundheitszustandes sowie nach ihrer Zufriedenheit mit der RM-Pfanne befragt worden. Außerdem haben sie sich alle einer klinischen Untersuchung unterzogen.

Den Operationserfolg beurteilten 82,5% der Patienten mit 66 Pfannen als „ausgezeichnet". 13,75% der Patienten mit 11 Pfannen bescheinigten einen „guten" Erfolg. 2 Patienten (2,5%) stuften den Operationserfolg als eher „mäßig" und 1 Patient (1,25%) als eher „schlecht" ein.

Gehstrecke und Aktivität eingeschränkt. Die Frage nach der Stockbenutzung beantworteten 48,75% (39/80) mit „nie". 18,75% (15/80) der Patienten benutzen einen Stock bei längeren Gehstrecken, 16,25% (13/80) brauchen den Stock auch bei mittleren Gehstrecken und weitere 16,25% (13/80) sind auch mit Gehstock nur auf kurzen Strecken mobil. Dabei stand jedoch nicht die operierte Hüfte im Vordergrund, sondern die allgemeine Gesundheitssituation oder das gegenseitige Hüftgelenk.

In dem Zusammenhang gaben 87% der befragten und nachuntersuchten Patienten an, daß auch das gegenseitige Hüftgelenk erkrankt sei. 53,70% der Patienten hatten einen doppelseitigen endoprothetischen Ersatz.

Tab. 1: Subjektive Beurteilung des Operationsergebnisses durch die Patienten - 9 Jahre postoperativ

	n =	ausgezeichnet	gut	mäßig	schlecht
untersucht	80 (100%)	66 (82,50%)	11 (13,75%)	2 (2,50%)	1 (1,25%)
nur befragt	28 (100%)	11 (39,29%)	15 (53,57%)	1 (3,57%)	1 (3,57%)
gesamt	108 (100%)	77 (71,30%)	26 (24,07%)	3 (2,78%)	1 (1,88%)

Klinische Beurteilung

Die Patienten wurden nach Schmerzen in der operierten Hüfte befragt und sie durften während der Untersuchung Schmerzen äußern: 72,5% (58/80) gaben keinerlei Schmerzen an. 16,25% (13/80) nannten gelegentliche oder leichte Schmerzen zum Beispiel beim Anlaufen. 8,75% (7/80) beschrieben mittlere und 2,5% (2/80) starke Schmerzen. Eine Einschränkung der Gehstrecke oder der normalen Aktivität durch die Hüftprothese verneinten 86,25% (69/80). 13,75% (11/80) fühlten sich in

Bei der klinischen Untersuchung zeigte sich weiterhin, daß bei 77,5% der Patienten (62/80) im operierten Hüftgelenk eine Beugung von mindestens 90° möglich war.

22,5% der Patienten (18/80) konnten nur 80° oder 70° beugen.

77,5% der Patienten (62/80) hatten eine Abduktions-/Adduktionsfähigkeit von 20/0/10° oder mehr. 21,25% (17/80) konnten weniger als 20/0/10° ab-/adduzieren. Ein Patient (1,25%) war mit der Seitwärtsbewegung schlecht (0/0/10°).

Eine Rotationsfähigkeit von mindestens 10° nach innen und 10° nach außen hatten 76,25% der Patienten (61/80). 18,75% (15/80) hatten weniger Rotation und 4 Patienten (5%) hatten keine Rotationsfähigkeit.

Diskussion

Die vorliegende retrospektive Studie hat gezeigt, daß von den 144 implantierten titanbeschichteten RM-Pfannen, deren Schicksal nachvollzogen werden konnte, innerhalb von 9 Jahren bis zum Stichtag 1. Mai 1996 zwei Pfannen revidiert werden mußten (Revisionsrate 1,39%). In beiden Fällen war offensichtlich eine primäre Schaftlockerung Ursache für eine sekundäre aseptische Pfannenlockerung. Die noch lebenden Patienten beurteilten den Operationserfolg nach 9 Jahren zu 95,37% als ausgezeichnet bzw. gut. Auch die klinische Untersuchung erbrachte zu 72 - 86% gute bis sehr gute Resultate.

Insgesamt liegt in der vorliegenden Studie die Revisionsrate deutlich unter und die Patienten-Zufriedenheit deutlich über den Ergebnissen von zuvor veröffentlichten Studien mit unbeschichteten unzementierten Pfannen. Auch gegenüber zementierten Pfannen zeigen sich signifikant bessere Ergebnisse.

MALCHAU (1, 5, 7) et al. beschreiben in ihrer „Prognose der totalen Hüftarthroplastik" aus dem Jahre 1993 eine durchschnittliche Revisionsrate 9 Jahre postoperativ von 11%. Die besten 9-Jahresergebnisse zeigt die Lubinus IP-Prothese mit einer Revisionsrate von 6,3%

Es hat sich gezeigt, daß die von der Firma MATHYS AG Bettlach entwickelte Titanbeschichtung der Pfannenaußenseite offensichtlich - wie erhofft - zu einer Verbesserung der Verträglichkeit von Knochen und Polyäthylen geführt hat.

Literatur

(1) AHNFELT, L., HERBERTS, P., MALCHAU, H., ANDERSSON, G.: Prognosis of total hip replacement. Acta Orthopaedica Scandinavica 61 (Suppl. 238), 1-26 (1990)

(2) ESPEHAUG, B., HAVELIN, L.I., ENGESAETER, L.B., VOLLSET, S.E., LANGELAND, N.: Early revision among 12,179 hip prostheses. Acta Orthopaedica Scandinavica 66, 487-493 (1995)

(3) FARO, L.M.C., HUISKES, R.: Quality assurance of joint replacement. Acta Orthopaedica Scandinavica 63 (Suppl. 250), 1-33 (1992)

(4) HAVELIN. L.I., VOLLSET, S.E., ENGESAETER, L.B.: Revision for aseptic loosening of uncemented cups in 4,352 primary total hip prostheses. Acta Orthopaedica Scandinavica 66, 94-500 (1995)

(5) HERBERTS, P., AHNFELT, L. MALCHAU, H., STRÖMBERG, C., ANDERSSON, G.B.J.: Multicenter clinical trials and their value in assessing total joint arthroplasty. Clinical orthopaedics and Related Research 249, 48-55 (1989)

(6) KATZ, J.N., PHILLIPS, C.B., POSS, R., HARRAST, J.J., FOSSEL, A.H., LIANG, M.H. SLEDGE, C.B.: The validity and reliability of a total hip arthroplasty outcome evaluation questionnaire. The Journal of Bone and Joint Surgery 77 A, 1528-1534 (1995)

(7) MALCHAU, H., HERBERTS, P., AHNFELT, L., JOHNELL, O.: Prognose der totalen Hüftarthroplastik. 61. Annual Meeting der American Academy of Orthopaedic Surgeons, Februar 18-23, San Francisco, USA (1993)

(8) MORSCHER, E.W.: Current status of acetabular fixation in primary total hip arthroplasty. Clinical Orthopaedics and Related Research 274, 172-193 (1992)

(9) MORSCHER, E.: Principles of acetabular fixation in THR with special reference to the "press-fit cup". Acta Orthopaedica Belgica 59, 260-266 (1993)

(10) MORSCHER, E., SCHMASSMANN, A.: Failures of total hip arthroplasty and probable incidence of revision surgery in the future. Archives of Orthopaedic and Traumatic Surgery 101, 137-143 (1983)

(11) NUNN, D., FREEMAN, M.A.R., HILL, P.F., EVANS, S.J.W.: The measurement of migration of the acetabular component of hip prostheses. The Journal of Bone and Joint Surgery 71 B, 629-631 (1989)

(12) REMAGEN, W., MORSCHER, E.: Histological results with cementfree implanted hip joint sockets of Polyethylene. Archives of Orthopaedic and Traumatic Surgery 103, 145-151 (1984)

(13) SAIKKO, V.O.: Wear of the polyethylene acetabular cup. Acta Orthopaedica scandinavica 66, 501-506 (1995)

(14) SUTHERLAND, C.J., WILDE, A.H., BORDEN, L.S., MARKS, K.E.: A ten-year follow-up of one hundred consecutive Müller curved-stem total hip-replacement arthroplasties. The Journal of Bone and Joint Surgery 64 A, 970-982 (1982)

(15) SYCHTERZ, C.J., MOON, K.H., HASHIMOTO, Y., TEREFENKO, K.M., ANDERSON ENGH, C., BAUER, T.W.: Wear of Polyethylene cups in total hip arthroplasty. The Journal of Bone and Joint Surgery 78 A, 1193-1200 (1996)

(16) WEBER, B.G., FIECHTER, T.: Polyäthylen-Verschleiß und Spätlockerung der Totalprothese des Hüftgelenkes. Der Orthopäde 18, 370-376 (1989)

Mittelfristige Ergebnisse von Hydroxylapatit-(Ceros 80) beschichteten RM-Pfannen

G. Flückiger • P. Bamert

I. Einleitung

Die RM-Pfanne wurde anfangs der 70er Jahre als „isoelastische Pfanne" von Robert MATHYS entwickelt und 1973 erstmals von MORSCHER implantiert.
Es handelt sich um eine zementfreie Pfanne von hemisphärischer Form. Die anfänglich aus Polyacetal, ab 1977 aus high-density-Polyäthylen (HDPE) hergestellte, unbeschichtete Pfanne zeigte nach guten Frühresultaten bald ein gehäuftes Auftreten von Implantatlockerungen verbunden mit Knochenresorption, so daß oftmals frühzeitige Revisionen notwendig wurden. Grund dafür war eine ungenügende biologische Verträglichkeit des Polyäthylens mit dem Knochen (Ausbildung bindegewebeartiger Membranen) beziehungsweise ein vermehrter Abrieb des Kunststoffs am Knochen bei fehlender Möglichkeit zur sekundären Osteointegration (MATHYS, R. sen., MÜLLER-MAI, C.).
Ab 1983 werden daher die RM-Pfannen aus ultrahochmolekularem Polyäthylen mit inerten, biokompatiblen Granulaten beschichtet, nämlich *Reintitanpulver (TiCP)* und *Ceros 80 (Hydroxylapatitgranulat, HA)*.
Beide werden in einem spezifischen Herstellungsverfahren durch Warmpressen aufgebracht.
Die Primärstabilität der Pfanne wird durch das Verklemmen der beiden Verankerungszapfen in den leicht divergent gebohrten Verankerungslöchern sowie durch zusätzliche Verschraubung mit 4.0 mm Spezialschrauben gewährleistet.
Hydroxylapatit kann dank seiner Osteoinduktivität mit vitalem Knochen festhaftend verwachsen. Dadurch wird die Sekundärstabilität der Pfanne gewährleistet. Das elastische Verhalten des Pfannenkörpers aus Polyäthylen wird durch die dünne Beschichtung mit Granulat nicht merklich beeinflußt (MATHYS, R. jun. et al.).
Ziel der vorliegenden Untersuchung war es, die mittelfristigen, klinischen und radiologischen Ergebnisse von 150 im Bürgerspital Solothurn zwischen 1986 und 1990 implantierten Hüft-Totalprothesen mit Hydoxylapatit beschichteten RM-Pfannen nachzukontrollieren und auszuwerten.

II. Material und Methode

Seit 1980 werden alle im Bürgerspital Solothurn implantierten Totalprothesen dokumentiert. Die Erfassung erfolgt mit den Dokumentationsbögen der ME-MÜLLER-Stiftung in Bern. Der präoperative Befund, die Operation sowie der postoperative Verlauf werden auf dem A-Blatt, der Verlauf nach einem Jahr auf dem C-Blatt erfaßt. Allfällige Komplikationen werden mit den B-Blatt dokumentiert.
In die Studie aufgenommen wurden 150 HA-beschichtete RM-Pfannen, welche zwischen Februar 1986 und Oktober 1990 im Bürgerspital Solothurn implantiert und dokumentiert worden sind.

Die Fixation der HA-beschichteten Pfanne erfolgte in 39,5% *ohne* zusätzliche Schrauben, d.h. allein durch das Verklemmen der beiden Verankerungszapfen im Acetabulum und durch Pressfit. In 60,5% wurden zusätzlich 1 (12,2%), 2 (40,1%), 3 (7,5%) oder 4 (0,7%) Schrauben zur Fixation gebraucht.

Die RM-Pfannen wurden dabei zusammen mit verschiedenen Schäften verwendet: 20 Patienten erhielten einen zementfreien CLS-Schaft (Protek AG Bern). 130mal wurde eine Geradschaftprothese nach MÜLLER (Protek AG Bern) implantiert. 111 mal wurde der lateralisierte, 11 mal der Standard-Schaft verwendet. Bei 40 Patienten wurde ein zementierter Titanschaft gebraucht.

2 Patienten mit je einem künstlichen Hüftgelenk konnten retrospektiv nicht mehr aufgefunden werden, so daß 148 Hüftgelenke *ausgewertet* werden konnten. 19 Patienten mit je einer Hüftprothese waren zwischenzeitlich verstorben. Bei 5 Patienten mußte infolge vorzeitiger Lockerung eine Revision durchgeführt werden. 124 RM-Pfannen waren zum Zeitpunkt der Nachkontrolle noch in situ, davon konnten 105 klinisch und radiologisch nachkontrolliert werden. 10 Patienten erklärten sich nur bereit, den Fragebogen zu beantworten, 9 Patienten wollten oder konnten infolge schlechtem Allgemeinzustand nicht an der Studie teilnehmen.

Von den 148 *auswertbaren* Hüftprothesen waren 133 (89,9%) wegen einfacher Coxarthrose, 12 (8,1%) infolge Femurkopfnekrose und je 1 (0,7%) wegen Schenkelhalsfraktur, Dysplasie-Coxarthrose und Protrusions-Coxarthrose implantiert worden.

73 Patienten waren männlichen Geschlechts (49,3%), 75 waren weiblichen Geschlechts (50,7%). Links wurden 73 Patienten operiert (49,3%), rechts 75 Patienten (50,7%). Das Durchschnittsalter der Patienten zum Zeitpunkt der Operation betrug 67,1 Jahre (36,9 - 83,8 Jahre) und die mittlere Tragzeit der Prothese 8,05 Jahre für alle 148 auswertbaren Hüftprothesen.

Für die *nachuntersuchten* 105 Hüftprothesen ergibt sich ein Durchschnittsalter der Patienten bei der Operation von 65,2 Jahren (36,9-82,3 Jahre) und eine mittlere Tragzeit von 8,35 Jahren (6,11-10,25 Jahre).

Die Patienten wurden zu einer klinischen und radiologischen Kontrolle aufgeboten, dabei wurden sie entsprechend dem IDES Hüft-TP Nachkontroll-C-Blatt befragt und untersucht. Die radiologische Nachkontrolle bestand in einer standardisierten symphysenzentrierten Beckenübersichtsaufnahme mit hängenden Unterschenkeln sowie einer Faux profile-Aufnahme der entsprechenden Hüfte.

Ziel der Arbeit war einerseits eine klinische Nachkontrolle möglichst vieler Patienten und andererseits eine Auswertung der Röntgenbilder bezüglich des Verhaltens der HA-beschichteten RM-Pfannen. Allerdings konnte bisher nur ein kleiner Teil der Röntgenbilder ausgewertet werden.

Beim Ausmessen der Röntgenbilder interessierten zwei Aspekte: einerseits das Migrationsverhalten der Pfannen, andererseits der Polyäthylen-Abrieb.

Zur Beurteilung der *Migration* wurden die Röntgenbilder mittels zweier unabhängiger, standardisierter Meßmethoden vermessen: Die erste Methode basiert auf der Ausmeßtechnik von SUTHERLAND et al. Die zweite Ausmessung erfolgte nach der Methode von COLLET et al.

Die Vergleichbarkeit der postoperativen Röntgenbilder mit den anläßlich der Nachkontrolle angefertigten Bildern wurde ebenfalls nach der von SUTHERLAND beschriebenen Methode beurteilt. Ebenso wurden dessen Ausschlußkriterien beachtet.

Den *Pfannenabrieb* haben wir gemessen, indem wir den polaren Abrieb sowie die Exzentrizität der Pfanne ausgemessen haben. Der polare Abrieb ergibt sich aus der Messung der Distanz zwischen dem Schnittpunkt des Ellipsendurchmessers mit der Orthograden durch den Hüftkopfmittelpunkt bis zum Oberrand des Hüftkopfes. Die Exzentrizität haben wir bestimmt durch Messen der Hüftkopfverschiebung nach lateral bezogen auf den Ellipsendurchmesser.

Als Resultierende ergibt sich der Abrieb nach folgender Formel: $R = \sqrt{\Delta x^2 + \Delta y^2}$.

Alle Resultate wurden mit einem entsprechenden Vergrößerungsfaktor (Hüftkopfdurchmesser reell / Hüftkopfdurchmesser auf dem Röntgenbild) korrigiert.

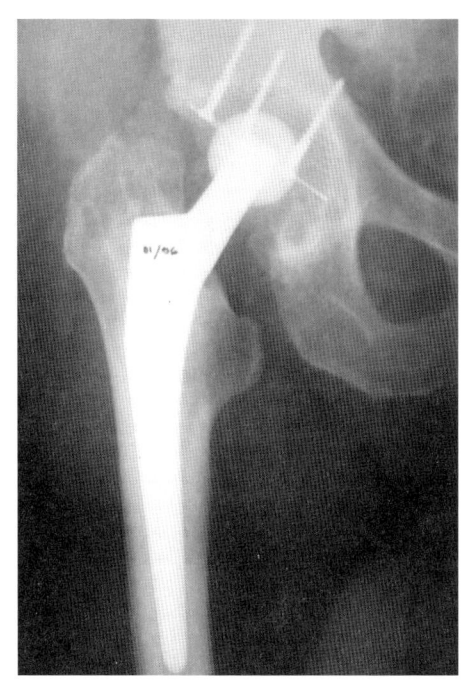

Abb. 1: 9 Jahre und 9 Monate postop. Patient beschwerdefrei.

III. Resultate

A) Radiologische Resultate

Bis zum Zeitpunkt der Publikation konnten erst die Röntgenbilder von 16 Patienten ausgemessen werden. Es ist jedoch beabsichtigt, in möglichst vielen Fällen die Röntgenbilder nach den obigen Kriterien zu beurteilen. Die bisher ausgemessenen Fälle zeigen, daß sowohl das Migrations- als auch das Abriebverhalten der Cerosbeschichteten RM-Pfanne mit demjenigen anderer Pfannentypen vergleichbar ist, dies ungeachtet der Anzahl der zur zusätzlichen Pfannenfixation verwendeten Schrauben.

B) Klinische Resultate

Entsprechend dem IDES-Nachkontrollblatt C wurden die Patienten bei der Kontrolluntersuchung (105 Hüft-Totalprothesen = 100%) nach folgenden klinisch relevanten Parametern befragt bzw. untersucht:

Hüftschmerzen / Gehfähigkeit mit oder ohne Stockhilfe / Beweglichkeit (Flexionsumfang) / Beinlänge / Gesamtbeurteilung des Resultats.

1. Hüftschmerzen

Die Patienten konnten entweder „keine" Schmerzen angeben oder eventuell bestehende Hüftschmerzen als „leicht", „mittel" sowie „stark" taxieren.

Bei 55 künstlichen Hüftgelenken gaben die Patienten an, keine Schmerzen zu verspüren (52,4%). Leichte Hüftschmerzen im operierten Gelenk wurden 39mal angegeben (37,1%), mittlere Schmerzen 10mal (9,5%) und starke Schmerzen 1mal (1,0%). 94 nachuntersuchte Hüftprothesen (89,5%) wurden somit als schmerzfrei oder nur leicht schmerzhaft bezeichnet.

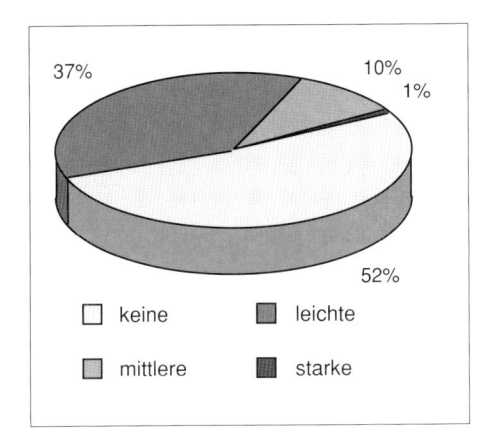

Abb. 2: Hüftschmerzen.

Abb. 3: Gehfähigkeit ohne Stockhilfe.

2. Gehfähigkeit ohne Stockhilfe

64 (61%) der nachuntersuchten Hüftgelenke ließen eine Gehfähigkeit ohne Stockhilfe von mehr als 60 min zu, 16 (15,2%) eine solche zwischen 31-60 min, 15 (14,3%) eine zwischen 10-30 min, und 7 (6,7%) eine von weniger als 10 min. Ein stockfreies Gehen war in 3 Fällen (2,9%) unmöglich.

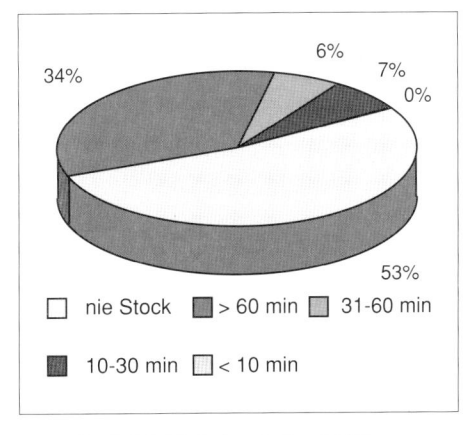

3. Gehfähigkeit mit Stockhilfe

Nie einen Stock zu benötigen gaben die Patienten bei 56 Hüft-TPs (53,3%) an. Eine Gehfähigkeit von mehr als 60 min mit Stockhilfe lag in 36 Fällen (34,3%) vor, eine solche von 31-60 min in 6 Fällen (5,7%) und eine zwischen 10-30 min in 7 Fällen (6,7%). Kein Patient gab an, weniger als 10 min mit Stockhilfe gehen zu können.

4. Flexionsumfang

Eine Flexion im operierten Hüftgelenk von mehr als 90° war bei 76 operierten Hüftgelenken (72,4%) möglich. 71-90° gebeugt werden konnten 28 künstliche Hüftgelenke (26,7%), 30-70° eines (1%). Weniger Flexion als 30° zeigte keines der nachuntersuchten Gelenke.

Abb. 4: Gehfähigkeit mit Stockhilfe.

5. Funktionelle Beinlänge

Eine ausgeglichene Beinlänge fand sich bei 68 (64,8%) nachuntersuchten Hüften, rechts kürzer waren 22 (21%) Fälle, links kürzer 15 (14,3%) Fälle.
Von den 37 Fällen mit Beinlängendifferenz betrug der Unterschied bei 12 (32,4%) Kontrollen 0,5 cm, bei 20 (54,1%) 1 cm, bei je 2 Kontrollen 1,5 cm bzw. 2 cm (je 5,4%) und bei einer Kontrolle mehr als 3 cm (2,7%).

6. Beurteilung durch den Patienten
„Ausgezeichnet" zufrieden waren die Patienten mit ihrem künstlichen Hüftgelenk in 60 Fällen (57,1%), als „gut" bezeichnet wurde das Resultat in 40 Fällen (38,1%). „Mäßig" zufrieden waren 4 Patienten (3,8%) und als „schlecht" beurteilt wurde das Resultat nur in einem Fall (1%).

Von den 105 nachkontrollierten künstlichen Hüftgelenken wurden 100 von den Patienten als „ausgezeichnet" oder „gut" beurteilt, was einer subjektiven Zufriedenheit in 95,2% der Fälle entspricht.

daß in der Artikulationsfläche keine Hydroxylapatitpartikel gefunden werden konnten.

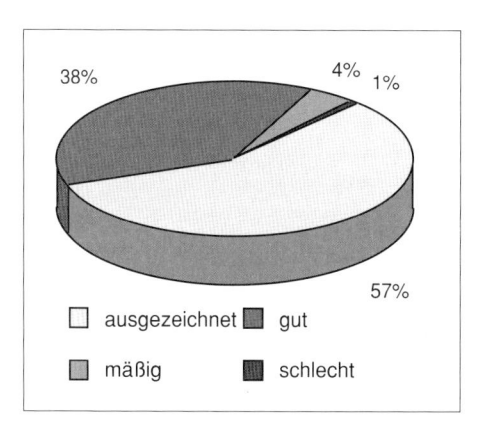

Abb. 5: Beurteilung durch den Patienten.

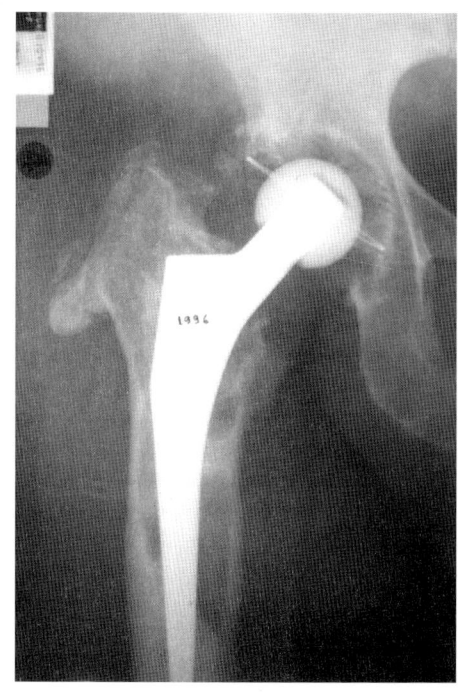

Abb. 6: Schaftlockerung bei zementiertem Titangeradschaft 7 Jahre nach Implantation.

C) Revisionen

Bei 5 Patienten mußte nach durchschnittlich 7,3 Jahren eine Revision der Prothese vorgenommen werden. Zweimal wegen septischer Lockerung (Staphylococcus aureus/Salmonella ssp) und dreimal wegen aseptischer Lockerung. Zwei zementierte Titanschäfte wiesen die bekannten ausgedehnten Osteolysen auf und mußten gewechselt werden.

Zweimal konnte die Pfanne in situ belassen werden. Bei einem Patienten kam es gleichzeitig zu einem massiven Pfannenabrieb. Die Untersuchung der explantierten Pfanne durch die Herstellerfirma zeigte,

Diskussion

Die Untersuchung zeigte, daß die mittelfristigen Ergebnisse mit der Hydroxylapatit beschichteten RM-Pfanne zufriedenstellend sind. Die Resultate sind mit denjenigen anderer Pfannentypen vergleichbar. Abrieb und Pfannenmigration scheinen minimal zu sein. Die Lockerungsrate ist sehr gering, waren doch von den 105 nachuntersuchten Pfannen alle noch in situ. Allerdings mußten von 148 im Zeitraum zwischen Februar 1986 und Oktober 1990 operierten und auswertbaren Totalprothesen 5 wegen septischer oder aseptischer Lockerung revidiert werden.

Die bisherigen radiologischen Messungen der Pfannenmigration lassen den Schluß zu, daß zur Fixation der RM-Pfanne im allgemeinen zwei Schrauben genügen. Unseres Erachtens ist bei gutem Containment des Acetabulums nicht nötig, mehr als zwei Schrauben zu verwenden. Wir sind sogar überzeugt, daß bei guter Passung und guter Knochenqualität auf eine Schraubenfixation überhaupt verzichtet werden kann.

Ebenso scheinen sich die verschiedentlich geäußerten Bedenken, Teile des Ceros 80-Granulats könnten sich teilweise aus der Beschichtung lösen und zwischen Kopf und Pfanne geraten, nicht zu bewahrheiten. Wir sind überzeugt, daß uns mit den beschichteten RM-Pfannen ein kostengünstiges Implantat mit guten mittelfristigen Resultaten zur Verfügung steht.

Literatur

(1) COLLET, C. et al.: Anatomical basis for study of acetabular migration of the prosthetic cup used in arthroplasty of the hip: a new technique for measurement of migration. Anat. Clin. 7, Springer-Verlag, 171-174 (1985)

(2) MATHYS, R. sen.: Isoelastische Hüftprothesen, Manual für chirurgische und operative Techniken. Verlag Hans Huber, Bern (1992)

(3) MÜLLER-MAI, C.M. et al.: The Migration of cups after total hip replacement - PE vs. HA-coated and TI-coated. Int. Transactions, Vol. I, 569, Fifth World Biomaterials Congress, Toronto, Canada, May 29 - June 2, 1996

(4) NUNN, D. et al.: The measurement of migration of the acetabular component of hip prostheses. J. Bone Joint Surg. (Br.), Vol. 71-B, No. 4, 629-631 (1989)

(5) SUTHERLAND, C.J. et al.: A ten-year follow-up of one hundred consecutive Müller curved-stem total hip-replacement arthroplasties, JBJS, Vol. 64-A, No. 7, 970-982 (1982)

(6) SYCHTERZ, C. J. et al.: Wear of Polyethylene Cups in Total Hip Arthroplasty, a study of specimens retrieved post mortem. JBJS, Vol. 78-A, No. 8, 1193-1200 (1996)

Migrationsraten und klinische Ergebnisse nach Implantation unterschiedlicher RM-Pfannen: 8-Jahres-Ergebnisse

C. Müller-Mai • B. Pawelz • C. Voigt • R. Rahmanzadeh

Einleitung

RM-Pfannen werden seit über 20 Jahren zementfrei implantiert. Erstes Material war Polyacetal, welches jedoch wegen der hohen Lockerungsrate bedingt durch starken Abrieb bald durch Polyäthylen (PE) ersetzt wurde.

Auch die PE-Pfannen zeigten zunächst gute Ergebnisse. Jedoch traten nach einigen Jahren erste aseptische Lockerungen auf. Diese Lockerungen waren zum einen der geringen Biokompatibilität des PE, zum anderen der hohen Abriebrate zuzuschreiben. An explantierten Pfannen konnte gezeigt werden, daß abradierte Areale auf der äußeren Pfannenoberfläche entstanden waren. An solchen Stellen fanden sich dichte Bindegewebsmembranen, die die Pfanne vom umgebenden Knochen separierten (1).

Deshalb wurden 1983 Beschichtungen aus Hydroxylapatit (HA) und Titan (Ti) eingeführt. Es wurden Partikel zwischen 100 µm und 250 µm Größe auf die Rückfläche des PE gepreßt. Der Vorteil war, daß die sphärische Form sowie die Isoelastizität der Pfanne erhalten blieben, die Biokompatibilität der Außenfläche jedoch entscheidend verbessert werden konnte. Ti ist im knöchernen Implantatlager nahezu inert und sorgt für eine stabile Verankerung des Implantats im Knochen, wenn eine Oberflächenstruktur der Implantatoberfläche gegeben ist, die das Einwachsen von Knochen ermöglicht, so daß eine mechanische Verblockung zwischen eingewachsenem Knochen und der Prothesenoberfläche entsteht. HA bindet chemisch an den Knochen und erlaubt dadurch eine Kraftübertragung über das Interface (2).

Frühere Untersuchungen an anderen Implantaten zum Hüftpfannenersatz zeigten bereits, daß Migrationen, d.h. Veränderungen der Position von Implantaten im Knochen auftreten können. Solche Migrationen wurden mit oder ohne klinische Symptome beobachtet. Migration wurde als bestes Korrelat der Lockerung definiert (3). Oft waren jedoch keine eindeutigen röntgenologischen Zeichen der Lockerung erkennbar. Daher existiert bis heute keine standardisierte Definition, die den Übergang der Migration in die eigentliche Lockerung beschreibt. Beim Auftreten einer Lockerung kann in kurzer Zeit eine erhebliche Knochenresorption um das Implantat herum auftreten. Aus diesem Grund ist ein frühzeitiges Erkennen einer Migration und insbesondere einer Lockerung wichtig.

Das Ziel der hier vorliegenden Untersuchung war daher, die Migration unterschiedlicher RM-Pfannen nach totalem Hüftgelenkersatz zu untersuchen und die Patienten klinisch nachzuuntersuchen. Es sollten die früher verwendeten unbeschichteten PE-Pfannen mit HA- oder Ti-beschichteten Pfannen verglichen werden.

Material und Methoden

Im Rahmen einer retrospektiven Studie wurden Patienten zunächst röntgenologisch und anschließend klinisch nachuntersucht, die zwischen 1984 und 1987 eine RM-Pfanne in unserer Abteilung erhalten hatten. In den Jahren 1984 bis 1986 waren PE-Pfannen ohne Beschichtung zementlos implantiert worden. 1986 und 1987 waren beschichtete Pfannen verwendet worden. Bei beschichteten oder nicht beschichteten Pfannen wurden je nach Implantatlager zwischen 0 und 2 Schrauben zur Primärstabilisation zusätzlich implantiert.

Insgesamt wurden Röntgenbilder von 80 Patienten im Verlauf von direkt postoperativ bis zu mehr als 8 Jahren postoperativ von demselben Untersucher ausgewertet. 43 Patienten hatten eine Ti-beschichtete Pfanne implantiert bekommen, 12 eine HA-beschichtete Pfanne und 25 eine unbeschichtete Pfanne. In allen Fällen waren standardisierte Beckenübersicht-Röntgenaufnahmen im anterior-posterioren Strahlengang aufgenommen worden. Anschließend wurden die Patienten klinisch nach dem Score von MERLE D'AUBIGNÉ nachuntersucht (4). Der Röhren-Objekt-Filmabstand war dabei streng definiert. Alle Röntgenaufnahmen wurden digitalisiert und zur Vermessung auf den Computerbildschirm geladen (diagnostiX Basis 2048, Pace Sytems, Freiburg, Deutschland). Es wurden zwei verschiedene Vermessungsmethoden benutzt. Die erste Meßmethode nach SUTHERLAND et al. (5) wurde von den Autoren geringgradig modifiziert und benutzt das Kopfzentrum, um die Pfannenposition im Becken zu beschreiben. Als Referenzlinien dienten die Tränenfigurtangente horizontal und die Köhlerlinie in einer annähernd vertikalen Ebene. Dabei waren Abriebphänomene der inneren Pfannenoberfläche eingeschlossen.

Die zweite Methode nach COLLET et al. (6) benutzte eine kraniale und mediale Pfannentangente, um sie mit Referenzlinien im Becken (Tränenfigurtangente horizontal und Senkrechte zu dieser durch die Tränenfigurmitte vertikal) zu vergleichen. Die Veränderung der gemessenen Distanzen zwischen den Pfannentangenten bzw. dem Kopfzentrum und den beiden Referenzlinien medial bzw. kaudal der Pfanne beschrieb die Position der Pfanne im Becken. Zusätzlich wurde der Inklinationswinkel der Pfannen bestimmt.

Qualitätskontrolle und Statistik

Die Qualitätskontrolle wurde mit der Bestimmung des Intrabeobachterfehlers begonnen. Dazu wurden die 20 Röntgenbilder von verschiedenen Patienten von einem Beobachter 2mal vermessen. Der Fehler lag bei ± 0,1 mm. Die Meßgenauigkeit wurde durch die Messung des Kopfdurchmessers auf den Röntgenaufnahmen aller Patienten bestimmt, wobei der Fehler für den einzelnen Patienten bei ± 0,3 mm lag. Die Reproduzierbarkeit der Messungen wurde durch die Berechnung des Intraclass Korrelationskoeffizienten überprüft. Dieser Korrelationskoeffizient überprüft die Übereinstimmung zwischen Meßreihen quantitativer Daten und liegt zwischen 0 und 1, wobei 1 absolute Übereinstimmung bedeutet und 0 keine Übereinstimmung (7). Die berechneten Werte für den Vergleich von mehreren Meßreihen der Röntgenbilder eines Patienten verschiedener Untersucher oder eines Untersuchers lagen immer bei über 0,99 und waren damit nahezu identisch. Die statistische Bewertung der Migrationsraten der verschiedenen Pfannentypen erfolgte nach dem U-Test von MANN, WILCOXON und WHITNEY bei einem Prüfniveau von $p = 0{,}05$. Malrotationen des Beckens auf den Röntgenaufnahmen durch veränderte Position des Patienten wurden nach der Methode von SUTHERLAND (5) überprüft und Röntgenbilder mit Abweichungen von mehr als 7° in der cranio-caudalen und über 2 cm in der mediolateralen Ebene von der Auswertung ausgeschlossen.

Ergebnisse
Mediale Migration
Unbeschichtete PE-Pfannen migrierten nach mehr als 8 Jahren Liegezeit im Vergleich zum direkt postoperativ aufgenommenen Röntgenbild zwischen 0,2 und 12,6 mm nach der Meßmethode von

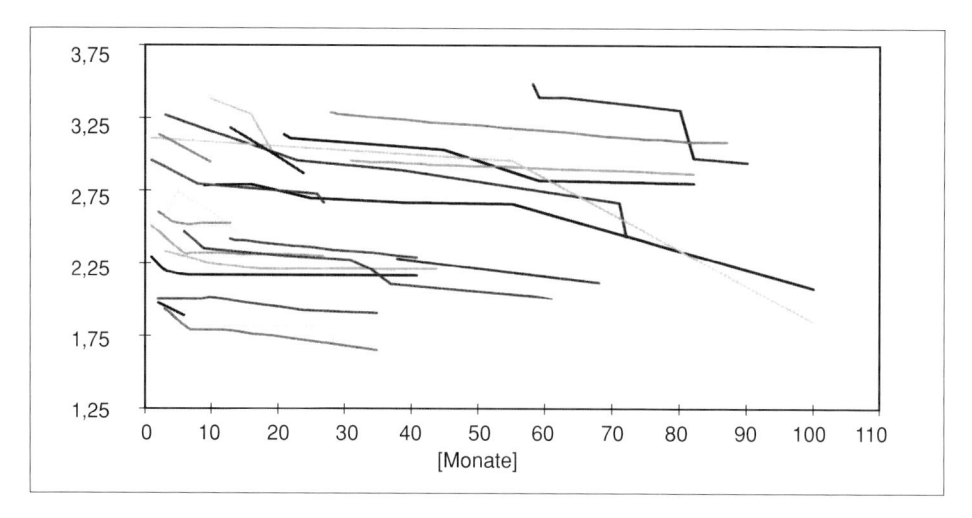

Abb 1a

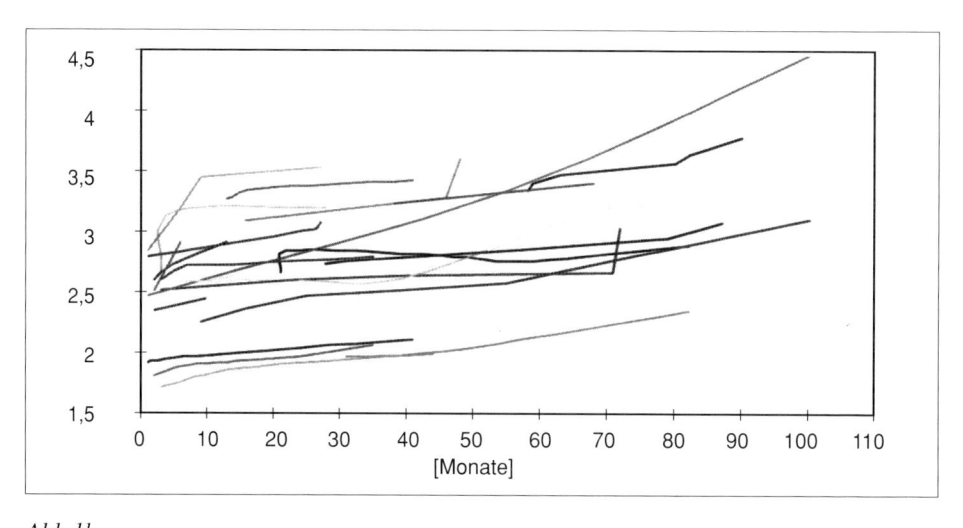

Abb 1b
Abb. 1a, b: *Migrationsraten unbeschichteter PE-Pfannen von 0 (direkt postoperativ) bis 100 Monate postoperativ in cm. Eine Linie entspricht einem Patienten. a: SUTHERLAND, X-Achse (medio-laterale Ebene), b: SUTHERLAND, Y-Achse (cranio-caudale Ebene).*

SUTHERLAND. Der Durchschnitt lag bei 3,2 mm und der Median bei 2 mm (Abb. 1a).

Nach der Methode von COLLET wurden ähnliche Veränderungen zwischen 0,2 und 13 mm (Minimum und Maximum), 2,8 mm im Durchschnitt und 2 mm als Median gemessen (Abb. 1c).

Bei HA- und Ti-beschichteten Pfannen wurde ein grundsätzlich anderes Verhalten beobachtet (Abb. 2a, d). Die SUTHERLAND'sche Meßmethode (Abb. 2a) ergab für Ti- und HA-beschichtete Pfannen Migrationen von durchschnittlich 0,1 bzw. 0,2 mm. In beiden Fällen lag der Median bei 0,1 mm.

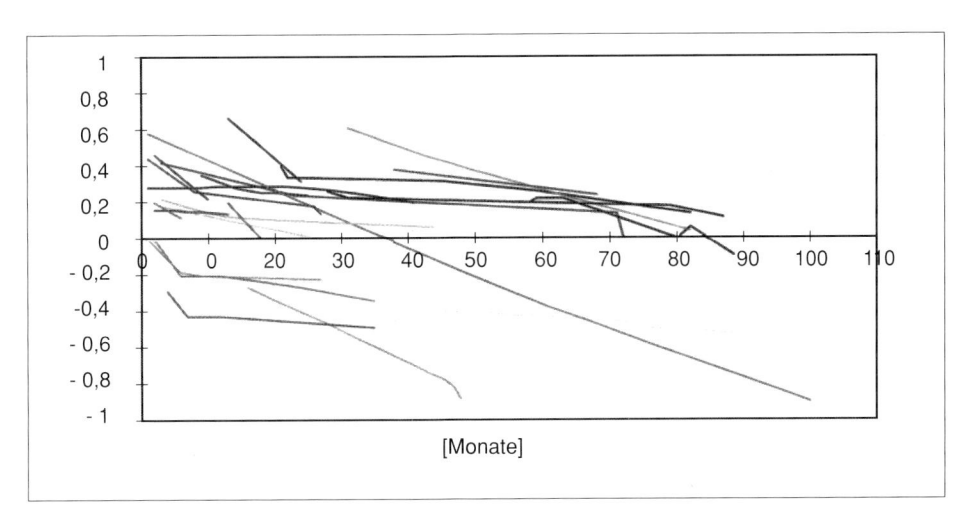

Abb 1c

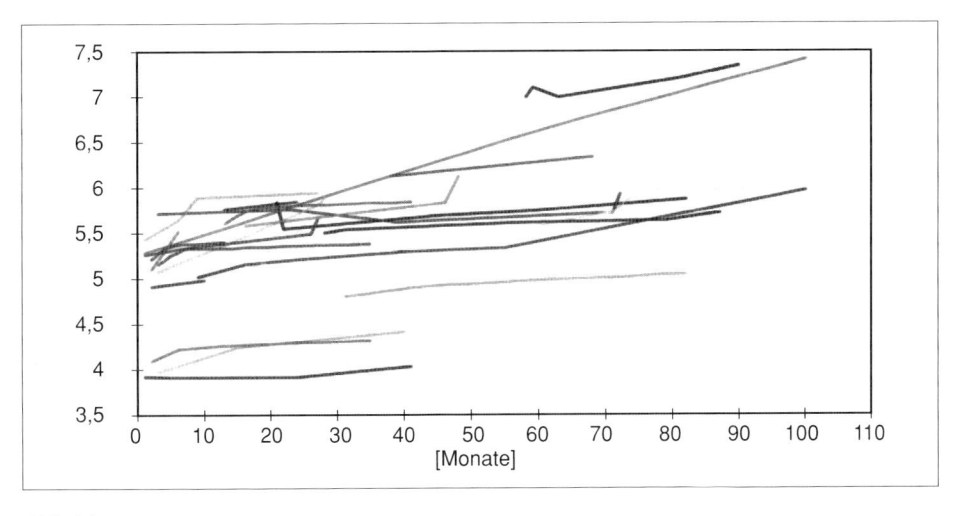

Abb 1d

Abb. 1c, d: Migrationsraten unbeschichteter PE-Pfannen von 0 (direkt postoperativ) bis 100 Monate postoperativ in cm. c: COLLET, X-Achse, d: COLLET, Y-Achse.

Als maximale Wanderungsstrecke wurden 0,2 mm für HA und 0,5 mm für Ti gemessen. Ähnliche Daten ergaben die Messungen nach COLLET (Abb. 2c). Der Median und der Durchschnitt lagen bei 0,2 mm für beide Beschichtungstypen. Das Maximum lag bei 0,5 mm für HA- und bei 0,6 mm bei Ti-Beschichtungen.

Kraniale Migration

In der zweiten Ebene, der kranio-kaudalen Ebene, zeigten unbeschichtete PE-Pfannen ein der medio-lateralen Ebene vergleichbares Ergebnis. Die Werte für die Migration nach 8 Jahren lagen zwischen 0,2 und 19,9 mm nach SUTHERLAND (Abb. 1b). Die durchschnittliche Migration betrug 4,3 mm

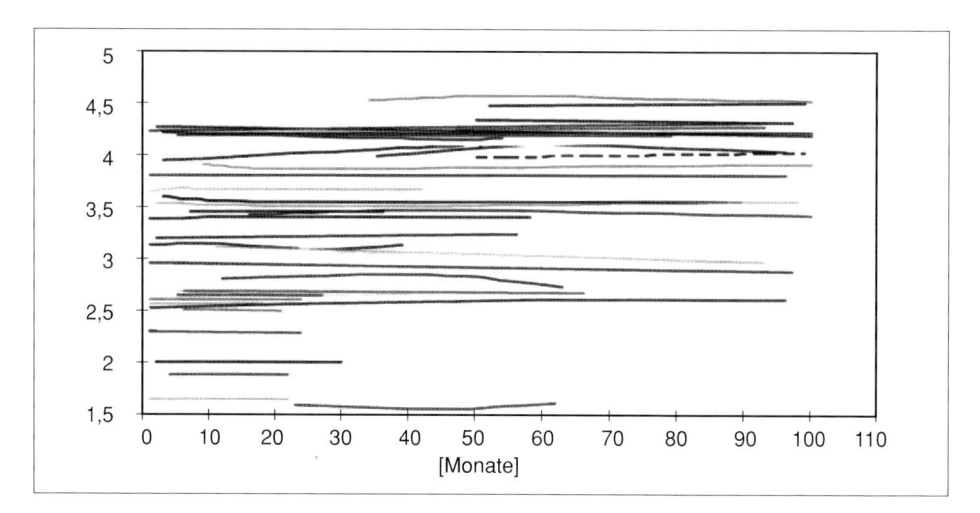

Abb. 2a

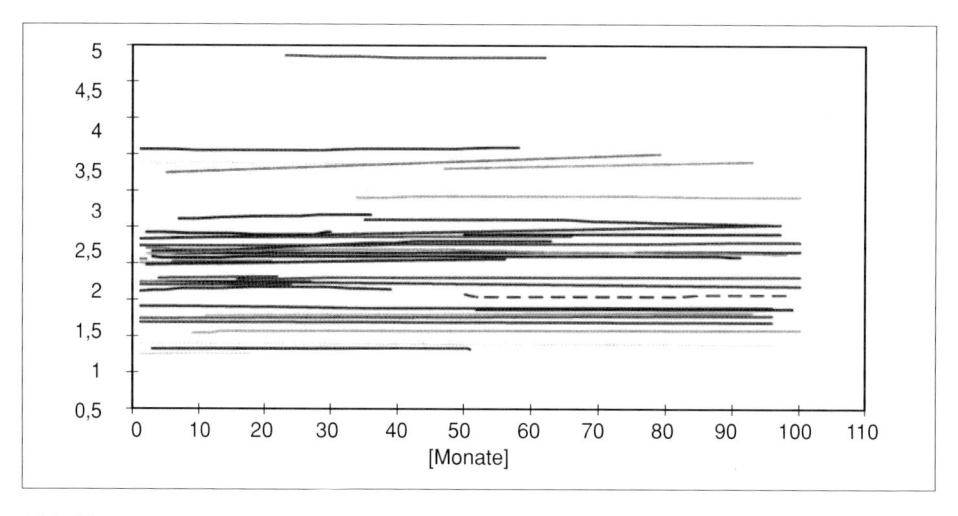

Abb. 2b
Abb. 2a, b: Migrationsraten beschichteter Pfannen (HA- und Ti-Beschichtungen gepoolt, da keine Unterschiede meßbar) in cm. a-b: wie bei Abbildung 1.

und der Median 3,2 mm. Die COLLET'sche Methode konnte dieses Verhalten bestätigen (Abb. 1d). Die Werte lagen bei 0,2 und 21 mm für Minimum und Maximum, 4,4 mm für den Durchschnitt und bei 2,9 mm für den Median.

Bei den beschichteten Pfannen konnten dagegen keine signifikanten Migrationen festgestellt werden. Auch in dieser Ebene bestand kein Unterschied zwischen beiden Beschichtungstypen. Nach SUTHERLAND (Abb. 2b) waren die Werte für Ti- und HA-Beschichtungen wie folgt: 0,1 mm in beiden Beschichtungen für Durchschnitt und Median. In beiden Fällen war 0 das Minimum und 0,3 bzw. 0,6 mm die maximal

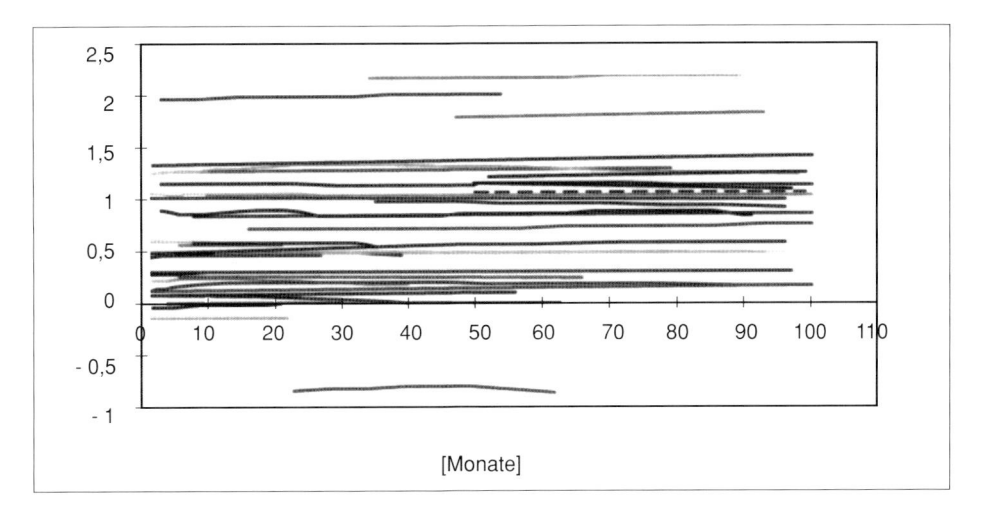

Abb. 2c

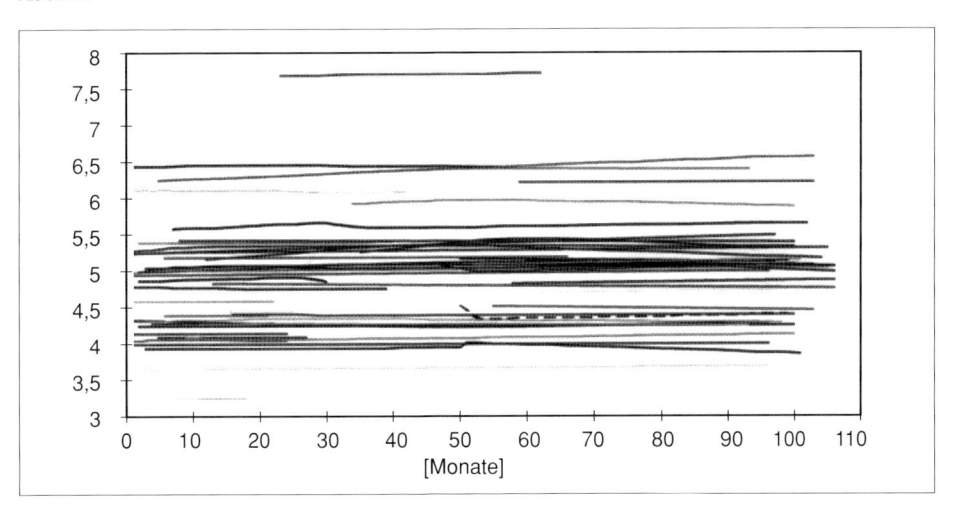

Abb. 2d
Abb. 2c, d: Migrationsraten beschichteter Pfannen (HA- und Ti-Beschichtungen gepoolt, da keine Unterschiede meßbar) in cm. c-d: wie bei Abbildung 1.

beobachtete Migrationsstrecke. Die COLLET'sche Methode zeigte vergleichbare Ergebnisse (Abb. 2d). Auch hier wurden für beide Beschichtungen 0,2 und 0,1 mm für den Durchschnitt und den Median gemessen. Das Minimum lag in beiden Beschichtungstypen bei 0 und das Maximum bei 0,3 bzw. 0,5 mm.

Inklination

PE-Pfannen zeigten auch hier zum Teil erhebliche Änderungen nach 8 Jahren Liegezeit. Die minimale Änderung des Winkels über die Zeit betrug 0°, die maximale Änderung des Inklinationswinkels 19°. Der Durchschnitt lag bei 3° und der Median bei 2°.

Beschichtete Pfannen zeigten dagegen geringere Änderungen. Die durchschnittliche Änderung des Inklinationswinkels war bei Ti- oder HA-beschichteten Pfannen 0,5, bzw. 1,4°. Der Median lag in beiden Fällen bei 0. Die maximale Änderung des Inklinationswinkels betrug 2° in beiden Fällen.

Klinische Ergebnisse

Die klinischen Ergebnisse waren bei allen drei Pfannentypen überwiegend gut und sehr gut mit 15-18 Punkten nach dem Score von MERLE D'AUBIGNÉ. Durchschnittlich wurden 16,2 Punkte bei beschichteten- und 14,3 Punkte bei unbeschichteten Pfannen erreicht (Abb. 3a, b). In der unbeschichteten Gruppe ließ sich dabei ein Teil der Pa-

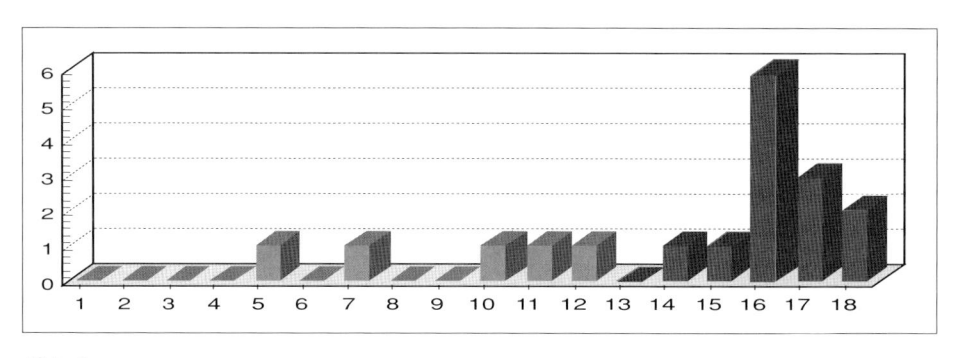

Abb. 3a

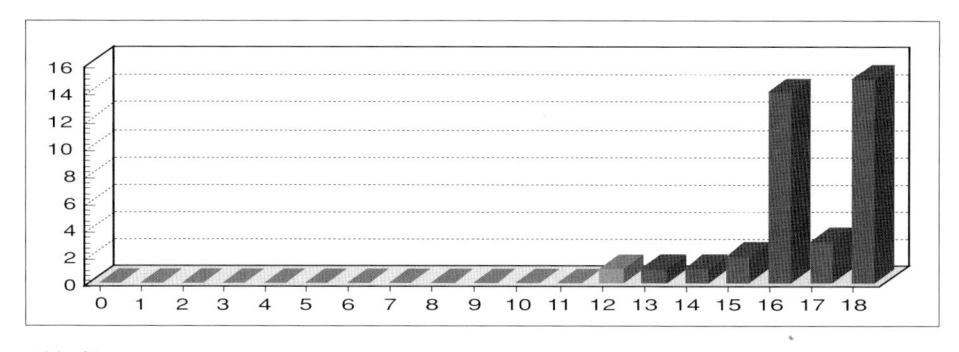

Abb. 3b

Abb. 3a, b: Klinische Nachuntersuchungsergebnisse nach dem Score von MERLE D'AUBIGNÉ. a: unbeschichtete PE-Pfannen (n = 18), b: beschichtete HA- und Ti-Pfannen (Ergebnisse gepoolt, da keine Unterschiede meßbar, n = 38).

tienten mit guten, den beschichteten Pfannen vergleichbaren Scores, von anderen mit sehr schlechten Werten abgrenzen. Die letztgenannte Gruppe erzielte 12 und weniger Punkte. Der Inklinationswinkel zeigte in dieser Gruppe größere Veränderungen als in der Gruppe mit Scores über 12 Punkten. Zum Teil mußten diese Pfannen nach der Untersuchung gewechselt werden. Die beschichteten Pfannen führten übereinstimmend zu guten Scores.

Diskussion

Die hier vorliegende Untersuchung weist eine Migration unbeschichteter PE-Pfannen nach medial und kranial ohne Ausnahme nach und scheint der schlechten Biokompatibilität des Implantatmaterials zuzuschreiben zu sein. Damit werden die oft beobachteten schlechten klinischen Ergebnisse mit z.T. früh auftretenden aseptischen Lockerungen bestätigt und retrospektiv erklärt, da keine stabile Verankerung des Polyäthylens trotz der z.T. verwendeten Schrauben zur besseren Primärstabilisation im Knochen erfolgt. Eine solche Migration kann nur durch Knochenverlust erklärt werden. Eine Positionsänderung nach lateral oder kaudal war im Gegensatz zu anderen Untersuchungen (8) nicht zu beobachten. Eine solche atypische Migration kann nach Ansicht der Autoren nur durch Vermessung von bereits manifest lockeren Pfannen erklärt werden, veränderten die Pfannen doch die Position entgegen der Belastungsrichtung. Aus diesem Grunde ist eine kontinuierliche Migration nicht zwangsläufig mit einer Lockerung gleichzusetzen. Da eine lastübertragende Verankerung nicht etabliert werden kann, kommt es bei PE-Pfannen durch Mikrobewegungen zu Abrieb (1), der seinerseits zu einer Entzündungsreaktion und Osteoklasie führen kann. Dabei kann es zu einer Fremdkörperreaktion und zur Freisetzung von Interleukinen und PG_{E2} kommen, die ihrerseits eine Osteoklasie induzieren können (9-11). Neben dicken Bindegewebsmembranen, die den Knochen von der Pfannenoberfläche separieren und in denen doppelbrechende Partikel, offensichtlich PE-Abrieb, sowie Fremdkörperriesenzellen auftreten, kam es durch o.g. Prozesse zu erheblichen Knochenverlusten um das Implantat herum. Eine solche Situation kann große Probleme beim Pfannenwechsel aufwerfen, da eine erneute Pfannenimplantation erschwert wird. Aus den genannten Gründen ist es wahrscheinlich, daß jede PE-Pfanne nach variabler Implantationszeit von der immer nachweisbaren Migration in die manifeste Lockerung übergeht. Aus den genannten Daten wird verständlich, warum die unbeschichteten PE-Pfannen 1990 vom Markt genommen wurden.

Wichtigstes Ergebnis der hier vorliegenden Untersuchung ist jedoch die trotz unterschiedlicher Verankerungsmechanismen stabile Verankerung der beiden beschichteten Pfannentypen im Knochen. Statistisch war eine signifikante Differenz zu den migrierenden unbeschichteten Pfannen nachzuweisen. Die beschichteten Pfannen wurden wie die unbeschichteten mit 0 bis 2 Schrauben primär verankert. Die Anzahl der Schrauben hatte keinen Einfluß auf das Migrationsverhalten oder die klinischen Ergebnisse. Die Fixierung ist im Falle der Ti-Beschichtung einer mechanischen Verblockung zwischen eingewachsenem Knochen und der Mikroporosität der Ti-Oberfläche zuzuschreiben. Im Falle des HA tritt eine Knochenbindung durch chemische Prozesse auf. Die wenigen Fälle einer aseptischen Pfannenlockerung von Ti- oder HA-beschichteten Pfannen scheinen unserer Ansicht nach auf Fehler bei der Implantation zurückzuführen zu sein. Die genannten Verankerungsprinzipien können bei fehlender

Primärstabilität nicht wirksam werden. Zum gegenwärtigen Zeitpunkt kann eine Entscheidung noch nicht getroffen werden, welche Beschichtung besser ist. Dabei ist wichtig, daß die experimentell nachgewiesene Degradierbarkeit des HA (12) vollständig zum Erliegen kommt, wenn eine Knochenbindung etabliert worden ist (13).

Der Inklinationswinkel änderte sich bei unbeschichteten PE-Pfannen bis zu einem Maximum von 19°. In den meisten Fällen war er jedoch eher konstant mit einem Durchschnittswert von 3°. Daher scheint dieser Winkel wichtig zu sein, um den Übergang von Migration zur eigentlichen Lockerung anzuzeigen, da starke Kippungen bei langsam migrierenden, aber noch ausreichend knöchern abgestützten Pfannen nicht oder nur selten aufzutreten scheinen. Daher sehen die Autoren eine Veränderung des Winkels von mehr als 5° als signifikant an. Sollte eine zusätzlich neu aufgetretene klinische Symptomatik vorhanden sein, muß an den Übergang in eine manifeste Lockerung gedacht werden.

Beide Meßmethoden nach SUTHERLAND (5) und nach COLLET (6) erwiesen sich als gut geeignet zur Migrationsanalyse. Der Meßfehler war mit ± 0,4 mm, zusammengesetzt aus dem Intrabeobachterfehler (± 0,1 mm) und der Meßgenauigkeit (± 0,3 mm) sehr gering. Er lag deutlich besser als bei mit Bleistift und Lineal auf Röntgenbildern vorgenommenen Messungen mit Fehlern von ± 3 mm (5,14) und erreichte fast die Präzision stereophotogrammetrischer Messungen (± 0,1 mm) (15). Letztgenanntes Verfahren hat jedoch den Nachteil, daß neben dem Pfannenimplantat zusätzlich Tantalmarker implantiert werden müssen und ist daher nur für prospektive Untersuchungen geeignet. Es wurden keine signifikanten Unterschiede zwischen den Werten nach der SUTHERLAND'schen oder der COLLET'schen Meßmethode erhalten. Die Schwankungen der Meßwerte waren bei den Messungen nach COLLET etwas größer, was auf eine schwierigere Bestimmung der Pfannentangenten, inbesondere bei unbeschichteten PE-Pfannen im Vergleich zum Kopfzentrum, zurückzuführen ist. Wichtig ist jedoch, daß die Methode nach SUTHERLAND Pfannenabrieb einschließt und die Methode nach COLLET diesen ausschließt. Da die Meßwerte jedoch nicht signifikant differierten, konnte kein signifikanter Abrieb an der Innenseite zwischen Kopf und Pfannenoberfläche nachgewiesen werden. Die Abriebraten anderer Autoren, die Werte von 0,15 mm pro Jahr bei PE-Pfannen ermittelten (16), konnten hier nicht nachvollzogen werden. Aufgrund der Genauigkeit der Methode und der Qualität der gewonnenen Daten kann die hier vorgestellte Methode einen wesentlichen Beitrag zur Verlaufskontrolle nach Pfannenimplantation und Grundlage für eine erneute Vermessung nach längeren Liegezeiten sein.

Konklusionen

Wichtigstes Ergebnis der hier vorliegenden Untersuchung ist die stabile Verankerung beider beschichteten Pfannentypen im Becken nach über 8 Jahren Liegezeit. Die stabile Verankerung korreliert eng mit guten Scores in der klinischen Nachuntersuchung. Polyäthylenpfannen migrierten ohne Ausnahme. Eine Änderung des Inklinationswinkels von mehr als 5° wird zusammen mit neu aufgetretener klinischer Symptomatik als wichtiges Indiz der Pfannenlockerung auch ohne eindeutige röntgenologisch sichtbare Veränderungen wie z.B. Demarkationen angesehen. Ein signifikanter Abrieb an der Pfanneninnenseite war nicht meßbar. Beide Meßmethoden erlauben mit hoher Genauigkeit die Vermessung von Pfannenpositionen nach Implantation im Becken.

Danksagung

Diese Studie wurde von der Mathys AG und der Dr. Robert H.C. MATHYS-Stiftung Bettlach, Bettlach, Schweiz unterstützt. Wir danken insbesondere Frau S. BISSON von der Abteilung für Medizinische Statistik im Universitätsklinikum Benjamin Franklin der Freien Universität Berlin für die Beratung bei der statistischen Bewertung.

Literatur

(1) REMAGEN, W., MORSCHER, E.: Histological results with cement-free implanted hip joint sockets of polyethylene. Arch. Orthop. Trauma Surg. 103, 145-151 (1984)

(2) GROSS, U., MÜLLER-MAI, C., FRITZ, T., VOIGT, C., KNARSE, W., SCHMITZ, H.J.: In: G. Heimcke, U. Soltész, A.J.C. Lee (Hrsg.): Clinical Implant Materials, Advances in Biomaterials 9. Elsevier, Amsterdam, The Netherlands, 303-308 (1990)

(3) MJÖBERG, B.: Loosening of the cemented hip prosthesis. The importance of heat injury. Acta Orthop. Scand. 57, Supplementum 221, 1-40 (1986)

(4) MERLE D'AUBIGNÉ, R., CAUCHOIX, J., RAMADIER, J.V.: Evaluation chiffrée de la function de la hanche. Application à l'étude des résultats des opérations mobilisatrices de la hanche. Rev. Orthop. 25, 541-548 (1949)

(5) SUTHERLAND, C.J., WILDE, A.H., BORDEN, L.S., MARKS, K.F.: A ten-year follow-up of one hundred consecutive Müller curved-stem total hip-replacement arthroplasties. J. Bone Joint Surg. 64-A, 970-982 (1982)

(6) COLLET, C., GROSDIDIER, G., COUDANE, H., BORELLY, J.: Anatomical basis for study of acetabular migration of the prosthetic cup used in arthroplasty of the hip: a new technique for measurement of migration. Anat. Clin. 7, 171-174 (1985)

(7) MÜLLER, R., BÜTTNER, P.: A critical discussion of intraclass correlation coefficients. Statistics Med. 13, 2465-2476 (1994)

(8) RUSSE, W.: Röntgenphotogrammetrie der künstlichen Hüftgelenkspfanne. In: C. Burri, F. Harder, R. Bauer (Hrsg.): Aktuelle Probleme in Chirurgie und Orthopädie 32. Hans Huber, Bern, Deutschland, 6-80 (1988)

(9) WILLERT, H.G., SEMLITSCH, M., BUCHHORN, G., KRIETE, U.: Materialverschleiß und Gewebereaktion bei künstlichen Gelenken. Orthopäde 7, 62-83 (1978)

(10) GREENFIELD, E.M., ALVAREZ, J.I., McLAURINE, E.A., OURSLER, M.J., BLAIR, H.C., OSDOBY, P., TEITELBAUM, S.L., ROSS, F.P.: Avian osteoblast conditioned media stimulate bone resorption by targeting multinucleating osteoclast precursors. Calcif. Tissue Int. 51, 317-323 (1992)

(11) NATHAN, C.F.: Secretory products of macrophages. J. Clin. Invest. 79, 319-326 (1987)

(12) MÜLLER-MAI, C.M., VOIGT, C., GROSS, U.: Incorporation and degradation of hydroxyapatite implants of different surface roughness and surface structure in bone. Scanning Microsc. 4, 613-624 (1990)

(13) MÜLLER-MAI, C.M., VOIGT, C., BAIER, R.E., GROSS, U.M.: The incorporation of glass-ceramic implants in bone after surface conditioning glow-discharge treatment. Cells & Mater. 2, 309-327 (1992)

(14) NUNN, D., FREEMAN, M.A.R., HILL, P.F., EVANS, S.J.W.: The measurement of migration of the acetabular component of hip prostheses. J. Bone Joint Surg. 71-B, 629-631 (1989)

(15) BALDURSSON, H., HANSSON, L.I., OLSSON, T.H., SELVIK, G.: Migration of the acetabular socket after total hip replacement determined by roentgen stereophotogrammetry. Acta Orthop. Scand. 51, 535-540, (1980)

(16) CHARNLEY, J., HALLEY, D.K.: Rate of wear in total hip replacement. Clin. Orthop. & Rel. Res. 112, 170-179 (1975)

Mittelfristiges Migrationsverhalten titanbeschichteter RM-Hüftpfannen

E.G. Bergmann • R. Strich • Ch. Fingerhut

Einleitung

Die aseptische Lockerung, insbesondere der Hüftgelenkpfanne, stellt noch immer das zentrale Problem in der Hüftgelenkarthroplastik dar. Im Gegensatz zum Femurschaft, bei dem die Lockerung linear verläuft, zeigt die Pfannenlockerung lt. MORSCHER und SCHMASSMANN (11) nach einer unauffälligen ersten Phase von 6 bis 8 Jahren einen exponentiellen zeitlichen Verlauf nach dem 10. Jahr. Frühe Hinweise von CHARNLEY 1970 (2) konnten durch die Überlebenskurven von SUTHERLAND et al. (19) und MORSCHER u. SCHMASSMANN (11) bestätigt werden.

Von den enttäuschenden Ergebnissen hinsichtlich der Dauerfestigkeit zementierter Hüftpfannen angeregt, entwickelte Robert MATHYS (7, 8, 9, 14) auf der Suche nach einer Möglichkeit zur Osseointegration die Oberflächenbeschichtung (Coating) der ebenfalls von ihm entwickelten Polyethylenpfanne. Das Coating erfolgte mit Hydroxylapatit oder mit Titan. Den Weg wiesen die histologischen Untersuchungen von REMAGEN und MORSCHER (17), die an allen gelockerten, nicht zementierten Polyethylenpfannen eine unterschiedlich dicke Bindegewebsmembran gefunden hatten, die zwangsläufig zur sekundären Instabilität führen mußte.

Das grobporöse, auf die Pfanne aufgetragene Titan ermöglicht es dem Knochen ebenso wie das Hydroxylapatit, in die Poren einzuwachsen und resultiert so die erforderliche sekundäre Stabilität. Das überzeugende Prinzip des „isoelastischen" Prothesenmaterials konnte für die Pfanne beibehalten werden.

Nach dem Wechsel von den einzuzementierenden Pfannen auf die unbeschichtete Polyethylenpfanne entschieden wir uns an der Orthopädischen Klinik am Ev. Fachkrankenhaus in Ratingen, ab 1986 die titanbeschichtete RM-Pfanne zu implantieren.

Patienten und Methodik

Die Nachuntersuchung umfaßt den Zeitraum von 11/86 bis 12/87. In dieser Zeit wurden bei 138 Patienten 138 titanbeschichtete RM-Pfannen zementfrei implantiert. Zum Nachuntersuchungszeitpunkt waren 37 Patienten verstorben und 17 Patienten entweder verzogen oder nicht erschienen.

Zur Nachuntersuchung stellten sich somit 84 Patienten mit 84 implantierten RM-Pfannen vor (60,9%). Die durchschnittliche Standzeit der untersuchten Pfannen betrug 8,1 Jahre (Männer 8,2 und Frauen 8,0).

Erwartungsgemäß überwogen weibliche Patienten (Frauen 66,6%, Männer 33,3%). Das Durchschnittsalter lag zum Zeitpunkt der Operation bei 68,6 Jahren (Männer 61,6 Jahre, Frauen 66,2 Jahre) und bei der Nachuntersuchung bei 72,8 Jahren (Männer 69,8 Jahre, Frauen 74,3 Jahre).

Die Implantation der Hüftendoprothese war bei 67 Pat. (79,8%) wegen einer Coxarthrose einschließlich 11 Dysplasiecoxarthrosen indiziert, bei 9 Pat. (10,7%) lag eine schwere cP vor, bei 5 Pat. (6,0%) eine Femurkopfnekrose und bei 3 Pat. (3,8%) eine hüftnahe Femurfraktur (Tab. 1).

Die zementfreie, titanbeschichtete RM-Pfanne wurde mit verschiedenen Prothesenschäften kombiniert. 53mal (63,1%) wurde ein Standard-Müller-Gradschaft implantiert, 12mal (14,3%) ein Lateralisationsschaft und 19mal (22,6%) der zementfreie Spotornoschaft.

Die RM-Pfanne stand in 2 Versionen zur Verfügung, als Vollprofilpfanne mit einem Inklinationswinkel von 45 Grad und als angeschrägte Version mit einem vorgesehenen Inklinationswinkel von 30 bis 35 Grad (Abb. 1 und 2).

Die Vollprofilpfanne fand im angegebenen Zeitraum in 57 Fällen (67,9%) und die angeschrägte Version in 17 Fällen (32,1%) Anwendung. Zur primären Pfannenstabilität wurden in der Regel 2 Spezialschrauben eingebracht.

Vorwiegend wurden die Größen 50 (22mal), 52 (31mal) und 54 (14mal) implantiert. Die 56er Pfanne wurde 12mal, die 58er nur 3mal und die 60er gar nur 2mal eingesetzt.

Tab. 1: Grunderkrankungen

Coxarthrosen	cP	Fraktur	FKN
67	9	3	5

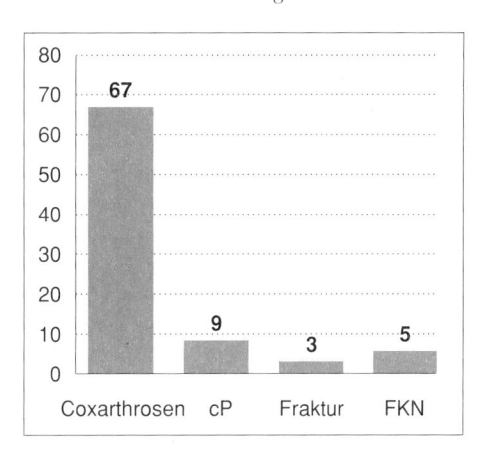

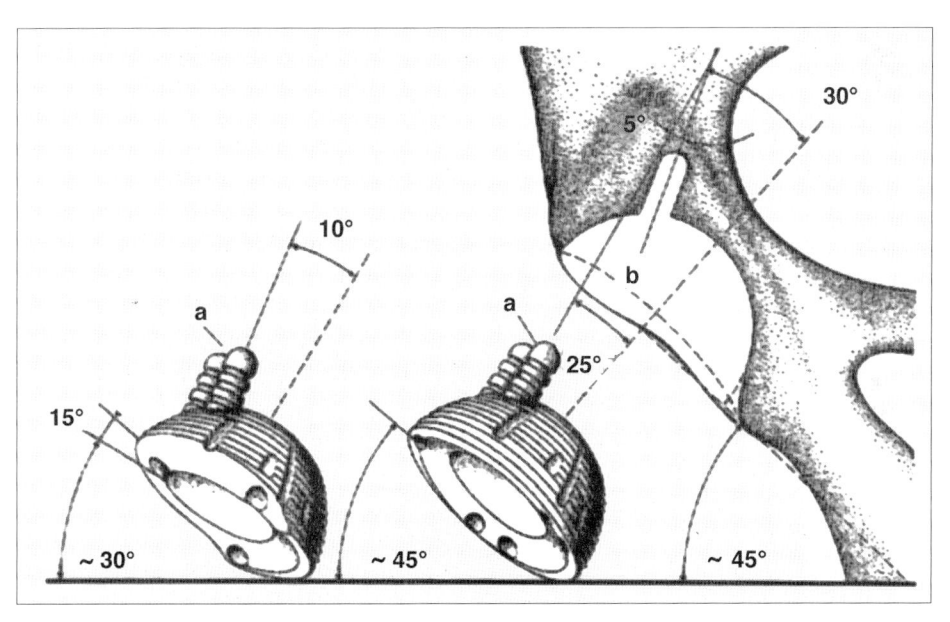

Abb. 1: RM-Pfannen, angeschrägt und als Standardprofil mit empfohlenem Inklinationswinkel.

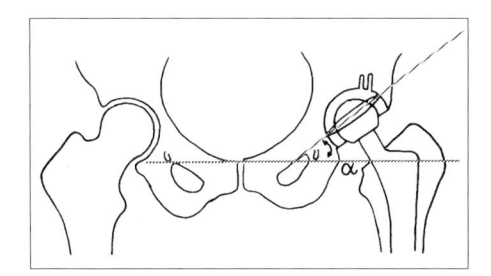

Abb. 2: Bestimmung der Inklination durch Winkelbildung der Geraden entlang der KOHLERschen Tränenfiguren sowie durch den Markierungsring der Pfanne.

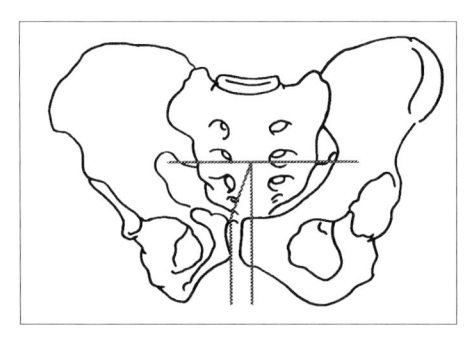

Abb. 3: Objektivierung des Rotationswinkels (Ausschlußkriterium).

Zur radiologischen Beurteilung kamen Standardröntgenaufnahmen (Beckenübersicht und Hüfte nach LAUENSTEIN) zur Anwendung. Die Pfannenwanderung wurde mittels Meßverfahren bestimmt, wie sie von SUTHERLAND et al. (19) und COLLET (3) (Abb. 4a, b) angegeben wurden. Erstere quantifiziert die Lageveränderung der Pfannenaußenbemessung in bezug auf definierte Landmarks des Beckens, zweitere die des Prothesenkopfmittelpunktes zu definierten Landmarks. In Korrelation beider Messungen läßt sich zudem die evtl. eingetretene Verformung des Polyethylens objektivieren. Rotationsfehler bei den Beckenübersichtsaufnahmen galten als Ausschlußkriterium (Abb. 3). Bei insgesamt 44 Pat. lagen entweder keine postoperativen Beckenübersichtsaufnahmen vor oder die Aufnahmen wiesen Rotationsfehler auf, so daß insgesamt 40 Fälle nach SUTHERLAND und COLLET vermessen werden konnten.

Um die Implantationstechnik in bezug auf die subchondrale Skleroseschicht retrospektiv kritisch zu werten, wurde die Knochendichte in den Acetabulumzonen I bis III nach DELEE und CHARNLEY (4) anhand der prä- und postoperativen sowie der bei

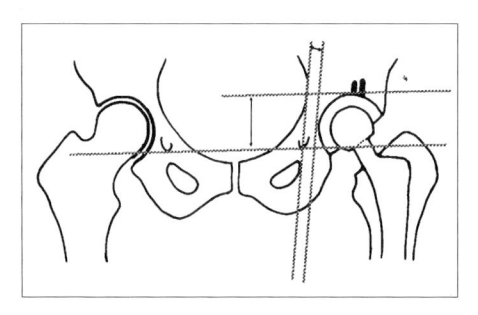

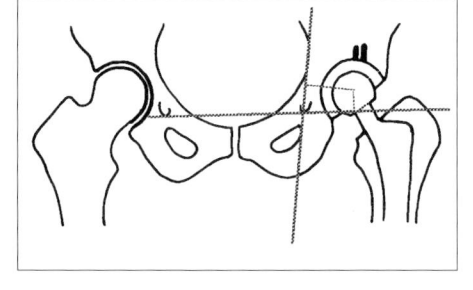

Abb. 4a *Abb. 4b*
Abb. 4a, b: Bestimmung der Pfannenaußenbemessung (a) und des Kopfmittelpunktes (b) in bezug auf Landmarken des Beckens (modifiziert nach SUTHERLAND und COLLET). Die Daten beider Messungen quantifizieren eine Wanderung des Kopfes im Polyethylenimplantat (Abrieb, cold-flow).

der Nachuntersuchung angefertigten Röntgenaufnahmen beurteilt. Des weiteren wurde der tatsächliche Inklinationswinkel der Pfanne postoperativ und zum Zeitpunkt der Nachuntersuchung vermessen.

Heterotope Ossifikationen wurden nach der Klassifikation von BROOKER beurteilt.

Die klinische Nachuntersuchung wurde nach dem MERLE D'AUBIGNÉ-Schema vorgenommen.

Radiologische Ergebnisse
1. Migrationsmessung nach SUTHERLAND and COLLET

Sowohl die Meßpunkte bei der Pfannenaußenmessung (Tab. 2) als auch bei der Bestimmung des Kopfmittelpunktes (Tab. 3) lagen zwischen -1 und +1 mm. Da eine Migration der Pfanne im Becken und auch Kopfwanderung in der Pfanne lediglich nach kranial und/oder medial erfolgt, müssen die negativen, aber auch die positiven Meßwerte bis zu dem Betrag von 1 mm als Meßfehler betrachtet werden. Die beschriebene Vermessung weist daher keine Pfannenmigration auf.

2. Subchondrale Skleroseschicht

In der Zone I war die subchondrale Skleroseschicht präoperativ in 79 Fällen dichter als der umgebende Knochen, in 5 Fällen war die Strahlendichte gleich. Auf den postoperativen Röntgenaufnahmen war diese Zone nur in 53 Fällen dichter, in 24 Fällen gleich der Umgebung und in 7 Fällen zeigte sich eine Saumbildung von 1-3 mm (Tab. 4). Dies bedeutet, daß in 26 Fällen durch den Fräsevorgang die subchondrale Skleroseschicht entfernt wurde.

Bei der Nachuntersuchung nach durchschnittlich 8,1 Jahren fand sich 63mal eine knochendichtere Zone im Anschluß an die Prothese in der Zone I. In 10 Fällen hat somit in den 8 postoperativen Jahren eine Knochenverdichtung stattgefunden (Abb. 6a, b, 7a, b).

Tab. 2: Pfannenaußenmessung, sämtliche Werte liegen zwischen +1 und -1 mm und müssen daher als Meßfehler betrachtet werden. Eine meßbare Wanderung der Pfanne im Becken kann nicht nachgewiesen werden

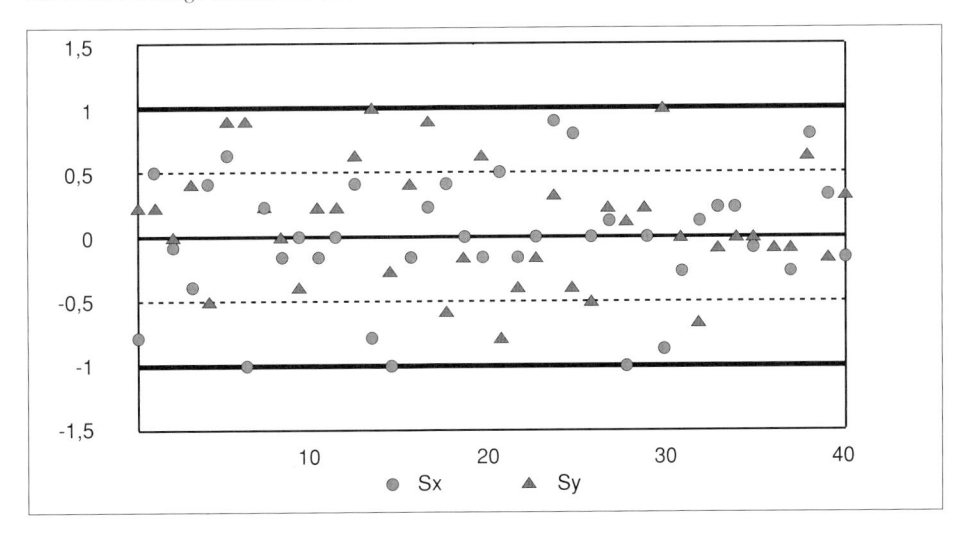

Tab. 3: Kopfmittelpunktmessung, siehe auch Tabelle 2

Tab. 4: Subchondrale Skleroseschicht Zone I (craniales Drittel des Acetabulums)

Knochendichte	prä-op	post-op	NU (-1)
> Umgebung	79	53	63
gleich Umgebung	5	24	19
Saumbildung	x	7	1

Tab. 5: Subchondrale Skleroseschicht Zone II (craniales Drittel des Acetabulums)

Knochendichte	prä-op	post-op	NU (-1)
> Umgebung	58	35	38
gleich Umgebung	26	46	43
Saumbildung	x	3	2

Tab. 6: Subchondrale Skleroseschicht Zone III (craniales Drittel des Acetabulums)

Knochendichte	prä-op	post-op	NU (-1)
> Umgebung	12	7	4
gleich Umgebung	52	76	79
Saumbildung	x	1	0

Ein die Prothese in der Zone I umgebender Saum war nur noch in einem Fall zu erkennen. In einem Fall lag ein kranialer Prothesenbruch vor, wodurch eine Bewertung entfiel. Die Knochendichteveränderungen in den Zonen II und II können den Tabellen 5 und 6 entnommen werden.

3. Inklination

Bei der Ausmessung der tatsächlichen Inklination der implantierten Pfanne zeigten sich Werte zwischen 20 und 70 Grad (Tab. 7). Angestrebt waren 45 Grad bei der Vollprofilpfanne und 30 bis 35 Grad bei der angeschrägten Pfanne. Es fanden sich 2 Gipfel, bei 40/45 Grad und bei 55/60 Grad. Änderungen der Inklination konnten nicht festgestellt werden. Eine Luxationsanamnese ließ sich in keinem Fall erheben (z.B. Abb. 5).

4. Heterotope Ossifikationen

Bei den 40 nach SUTHERLAND und COLLET vermessenen Hüften wurden periartikuläre Ossifikationen nach der Klassifikation nach

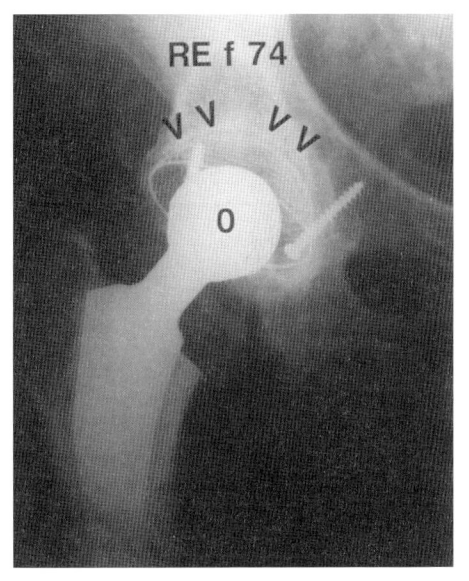

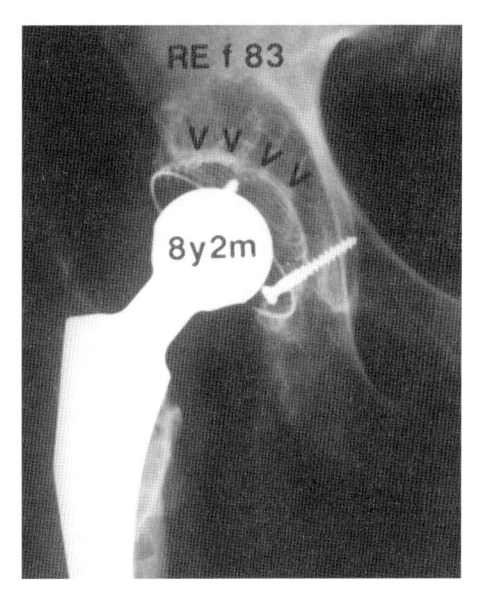

Abb. 6a   *Abb. 6b*

Abb. 6a, b: Deutliche Saumbildung postoperativ bei korrekter Inklination. Nach über 8 Jahren ist kein Saum mehr erkennbar, wohl aber eine deutliche Knochenverdichtung als Zeichen guter Osseointegration.

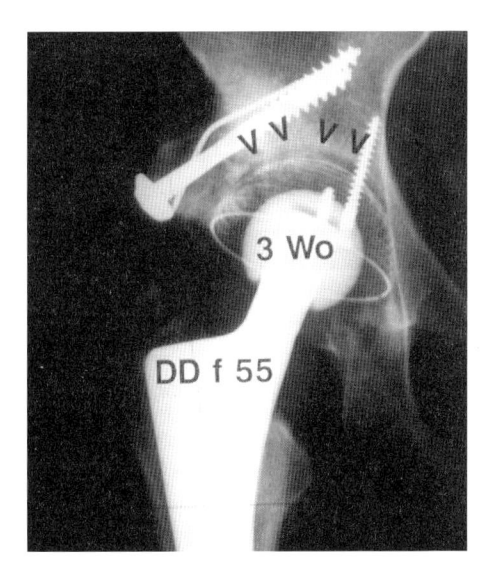

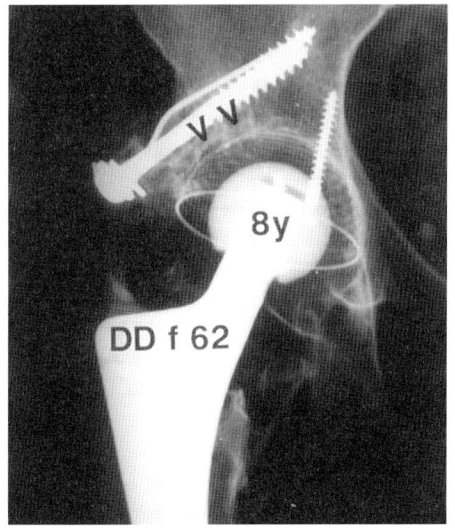

Abb. 7a   *Abb. 7b*

Abb. 7a, b: Auch diese 55jährige Patientin - versorgt mit RM-Standardpfanne und Pfannenerkerplastik - weist einen deutlichen Saum auf. Zusätzlich erkennbar die Minderung der subchondralen Skleroseschicht postoperativ. Nach 8 Jahren nahezu vollständiges Verschwinden des Saumes und deutliche Knochenverdichtung.

Tab. 7: Inklination der implantierten 84 RM-Pfannen. Die Spitze bei 55 und 60° repräsentiert die Standardpfanne, die mit 45° Inklination implantiert werden sollte, die Spitze bei 40 und 45° die angeschrägte mit der vorgesehenen Inklination von 30-35°. Die Operateure neigten deutlich zum steileren Einsetzen des Implantates

Winkel	20°	25°	30°	35°	40°	45°	50°	55°	60°	65°	70°
Anzahl	2	2	1	5	14	15	9	14	13	6	3

BROOKER (1) bewertet. 1 Fall (Pfannenbruch) wurde ausgeschlossen. In 39 Fällen (46,4%) fanden sich heterotope Ossifikationen. 13mal (15,5%) als kleine periartikuläre Knocheninseln, 6mal (7,1%) als knöcherne Spornbildungen, die untereinander einen Abstand von mehr als 1 cm aufwiesen, 19mal (22,6%) als Spornbildungen mit einem Abstand von weniger als 1 cm und 1mal (1,2%) als Ankylose (Tab. 8).

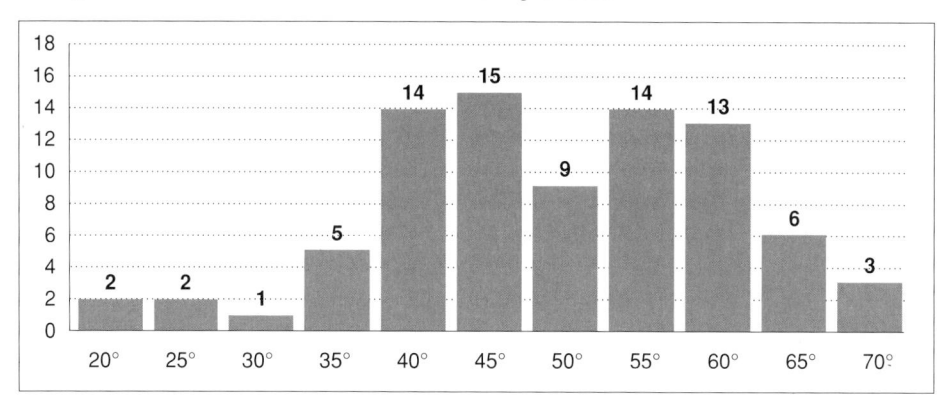

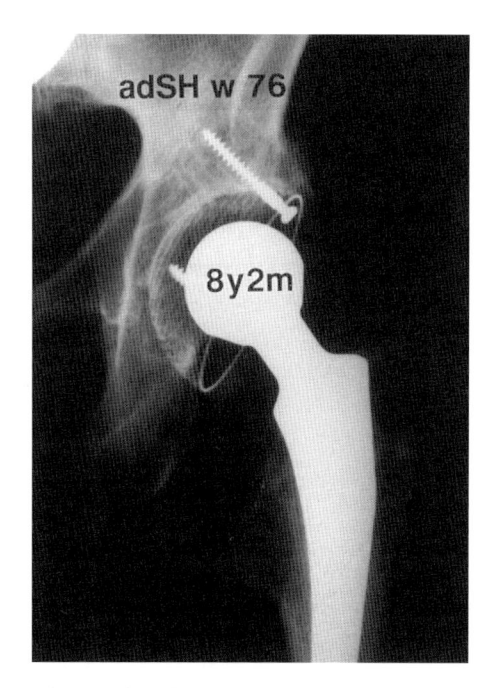

Abb. 5: 8 Jahre und 2 Monate nach Implantation weist diese mit ca. 65° zu steil implantierte Standardpfanne weder eine Migration im Becken noch einen objektivierbaren Abrieb auf. Eine Luxation trat nicht auf.

Tab. 8: Heterotope Ossifikation (n. BROOKER)

Klasse	Merkmal	n = 38 (46,4%)
I	Knocheninseln periartikulär	13 (= 15,5%)
II	knöch. Spornbildung mit Abstand > 1cm untereinander	6 (= 7,1%)
III	wie II, aber mit < 1 cm Abstand	19 (= 22,6%)
IV	Ankylose	1 (= 1,2%)

Ergebnisse nach dem MERLE D'AUBIGNÉ-Schema

Die klinische Nachuntersuchung der 84 Patienten ergaben in 70 Fällen sehr gute und gute (83,3%), 11mal befriedigende (13,1%) und 3mal unbefriedigende Ergebnisse (3,6%), (Tab. 9).

Es ist zu berücksichtigen, daß die klinischen Untersuchungen auch die Ergebnisse der 3 unterschiedlichen Femurschäfte mit berücksichtigen und somit das Gesamtsystem bewertet wird.

Tab. 9: Ergebnisse nach MERLE D'AUBIGNÉ. 70 Patienten wiesen ein sehr gutes und gutes, 11 ein befriedigendes und 3 ein unbefriedigendes Ergebnis auf. Die Bewertung bezieht sich sowohl auf die Pfanne als auch auf die 3 unterschiedlichen Schäfte

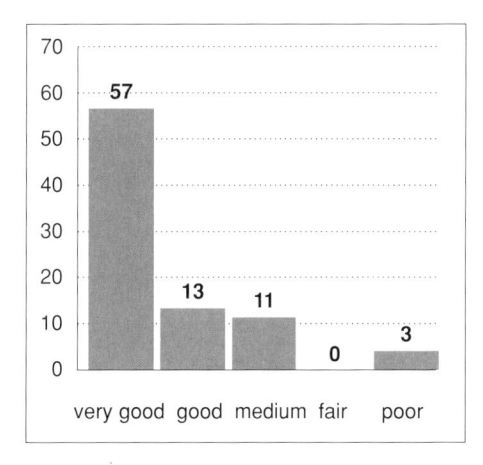

very good	good	medium	fair	poor
57	13	11	0	3

Diskussion

Die aseptische Lockerung der Hüftpfanne stellt noch immer ein großes Problem in der Hüftendoprothetik dar. Robert SCHNEIDER wies schon frühzeitig darauf hin, daß sie (fast immer) Folge ungenügender Stabilität im Pfannendach ist (18). Das isoelastische Prinzip der Polyethylenpfanne nach MATHYS mit ihrer Titanbeschichtung scheint nach unseren Untersuchungen zum mittelfristigen Wanderungsverhalten die Anforderungen an eine Problemlösung zu erfüllen.

MORSCHER wies wiederholt darauf hin, daß die Migration der Kunstpfanne schon früh beginnt, aber so minimal ist, daß sie radiologisch lange Zeit nicht auffällt (10). Sie entzieht sich in den ersten Jahren selbst den bekannten Meßmethoden. Erst nach 8 bis 10 Jahren scheint das Becken die Balance zwischen Knochenab- und -anbau allmählich zu verlieren, und die Migration der Pfanne in das Becken verläuft nun erkennbar und zwar nicht linear wie beim Femurschaft, sondern exponentiell. Ob dies auch für die titanbeschichtete RM-Pfanne gilt, kann zunächst nur vermutet werden. Weitere und vor allem regelmäßige Röntgenkontrollen und präzise Messungen sind zur Beantwortung dieser Frage unabdingbar.

Steil eingestellte RM-Pfannen zeigten nach 8 Jahren hinsichtlich der Migration das gleiche (günstige) Verhalten wie in korrekter Inklination implantierte Pfannen. Eine Zunahme des Inklinationswinkels konnte nicht beobachtet werden.

Der Vorteil der großflächigeren Kraftübertragung bei der angeschrägten und somit horizontaler stehenden RM-Pfanne geht mit Zunahme der Inklination verloren. Die Last wird pro Flächeneinheit größer. So ist der einzige Pfannenbruch bei einer Inklination von 65 Grad erklärlich.

Die Frage, ob die subchondrale Skleroseschicht zugunsten eines besseren Press-fit geopfert werden darf, kann in Grenzen bejaht werden. In vielen Fällen, in denen diese Schicht durch den Fräsvorgang entfernt oder geschwächt wurde, hat sich im Laufe der Jahre wieder eine dichtere Knochenschicht gebildet. Druck führt am Knochen ja nicht a priori zur Atrophie, sondern zum Knochenanbau. In den Fällen, in denen eine Knochenverdichtung nicht stattfand, resultierte nach unseren Untersuchungen aber bisher auch keine Wanderung der Pfanne. Andererseits ist die exakte Ausformung des Acetabulum entsprechend der Form des Implantates unabdingbar für eine primäre Stabilität und folgende Osseointegration.

Das Urteil über eine Endoprothese sollte in der Regel erst dann gefällt werden, wenn Langzeitergebnisse vorliegen. Diese sollten nach etwa 15 Jahren gefordert werden. Die hier vorgelegten Untersuchungen 8 Jahre nach Implantation weisen aber - wie auch die Nachuntersuchungsergebnisse von MÜLLER-MAI et al. (15) - auf ein sehr gutes Verhalten der titanbeschichteten RM-Pfanne im Hinblick auf das Wanderungsverhalten auf. Eine gesichertere Bewertung wird in den nächsten Jahren erfolgen.

Literatur

(1) BROOKER, A.F., BOWERMAN, J.W., ROBINSON, R.A., RILEY, L.H.: Ectopic Ossification Following Total Hip Replacement. J. Bone Joint Surg. 55-A, 1629-1632 (1973)

(2) CHARNLEY, J.: The Long-Term Results of Low-Friction Arthroplasty of the Hip. Performed as a Primary Intervention. J. Bone Joint Surg. 54-B (1972)

(3) COLLET, C. et al.: Anat. Clin. 7, 171-174 (1985)

(4) DELEE, J.G., CHARNLEY, J.: Radiological Demarcation of Cemented Sockets in Total Hip Replacement. Clinical Orthopaedics and Related Research Nr. 121, Nov. - Dec. 1976, 20-32 (1976)

(5) HERREN, TH., REMAGEN, W., SCHENK, R.: Histologie der Implantat-Knochengrenze bei zementierten und nichtzementierten Endoprothesen. Orthopäde 16, 239-251 (1987)

(6) HUGGLER, A.H., SCHREIBER, A., DIETSCHI D., JACOB, H.: Experimentelle Untersuchungen über das Deformationsverhalten des Hüftacetabulums unter Belastung. Zeitschrift für Orthopädie 112, 44-50 (1974)

(7) MATHYS, R.: Isoelastische Hüftprothesen. Huber, Bern, Stuttgart, Toronto (1992)

(8) MATHYS, R.: Konzept der isoelastischen Prothesen und RM-Pfannen. In: Th. Stuhler: Hüftkopfnekrose. Springer, Berlin, Heidelberg, New York, 591-596 (1991)

(9) MATHYS, R. JUN., MÜLLER, W., MATHYS, R. SEN., HERZIG, P.: The Coating of Hip Joint Cups on their Outer Surface. In: H.-G. Willert, G.H. Buchhorn P. Eyerer: Ultra-High Molecular Weight Polyethylene as Biomaterial in Orthopedic Surgery. Hogrefe & Huber, Toronto, Lewiston, NY, Bern, Göttingen, Stuttgart (1991)

(10) MORSCHER, E.W.: Die zementfreie Pfannenfixation der Hüftgelenkpfanne bei der primären Hüfttotalprothesenplastik. In: Morscher, E.W. (Hrsg.): Endoprothetik. Springer-Verlag, 157-196 (1995)

(11) MORSCHER, E., SCHMASSMANN, A.: Failures of total hip arthroplasty and probable incidence of revision surgery in the future. Arch. Orthop. Trauma Surg. 101, 137-143 (1983)

(12) MORSCHER, E.: Isoelastische Prothesen. Langenbecks Archiv für Chirurgie 349, 321-326 (Kongreßbericht 1979)

(13) MORSCHER, E.W.: Cementless Total Hip Arthroplasty. Clinical Orthopaedic and Related Research 181, 76-91 (1983)

(14) MORSCHER, E.W., MATHYS, R.: Erste Erfahrungen mit einer zementlosen isoelastischen Totalprothese der Hüfte. Z. Orthopädie 113, 745-749 (1975)

(15) MÜLLER-MAI, C.M., PAWELZ, B., FELL, M., RAECH, A., GROSS, U., RAHMANZADEH, R.: The Migration of Cups after Total Hip Replacement-PE vs. HA-Coated and Tl-Coated, Transactions, Vol. 1. International Liason Committee (ed.), Toronto, Canada, S. 569 (1997)

(16) NUNN, D., FREEMAN, M.A.R., HILL, P.F., EVANS, S.J.W.: The Measurement of Mi-

gration of the Acetabular Component of Hip Protheses. J. Bone Joint Surg. Vol. 71-B, No. 4, August 1989

(17) REMAGEN, W., MORSCHER, E.: Histological Results with Cementfree Implanted Hip Joint Sockets of Polyethylene. Archives Orthop. Trauma Surg. 103, 145-151 (1984)

(18) SCHNEIDER, R.: Die Totalprothese der Hüfte. Huber, Bern, Stuttgart, Toronto (1987)

(19) SUTHERLAND, C.J. et al.: A ten-year follow-up on one hundred consecutive Müller curved-stem total hip replacement arthroplasties. J. Bone Joint Surg. (Am.) 64, 970-982 (1982)

Die RM-Pfanne: Status und zukünftige Entwicklungen

R. Rahmanzadeh • C. Müller-Mai

Konzeption
Bei der Konzeption der RM-Pfanne standen zur optimalen Verankerung drei wesentliche Prinzipien im Vordergrund. Zum einen sollte die Pfanne hemisphärisch sein. Der operativ herzustellende Defekt war damit minimal und ein Großteil des subchondralen Knochens konnte erhalten werden. Des weiteren ergab sich daraus eine leichte Implantierbarkeit sowie eine optimale Paßform. Da die mediale Wand des Acetabulums erhalten blieb, konnte eine optimale physiologische Kraftübertragung angenommen werden, mit dem Ziel eines kraftschlüssigen Systems zwischen Knochen und Prothese. Ein zweites wesentliches Prinzip war die Oberflächenstruktur der Prothese, die eine gewisse Primärstabilität ermöglichen sollte. Es wurden zwei Zapfen auf der Oberfläche der Prothese angebracht, zusätzlich erhielt die Pfanne konzentrische Vertiefungen auf ihrer Oberfläche, so daß eine gewisse Makrostruktur vorhanden war. Im Falle der später hergestellten Beschichtungen kam das Prinzip der Mikroporosität hinzu. Es wurden Partikel aus Hydroxylapatit oder Reintitan auf die originale Polyäthylenoberfläche gepreßt, so daß sich hier kleinere Poren und Erhebungen ergaben, die eine Verankerung im umgebenden Knochen ermöglichen sollten. Das dritte wesentliche Prinzip bei der Herstellung der RM-Pfanne war die sogenannte Isoelastizität. Die mechanischen Eigenschaften des Polyäthylens werden für den E-Modul mit 1.000 N/mm^2 angegeben, die Zugfestigkeit liegt zwischen 22 und 25 N/mm^2 (1). Diese Werte liegen damit durchaus im Bereich des menschlichen Knochens, der jedoch je nach Testsystem und ausgewähltem Knochen sehr unterschiedliche Werte ergibt. So werden Werte für den E-Modul zwischen 1.000 und 6.000 N/mm^2 und für die Zugfestigkeit von 10 bis 150 N/mm^2 angegeben.

Materialien und Verankerungsprinzipien
Die oben genannte Voraussetzung der postulierten Isoelastizität konnte zunächst nur ein Kunststoff erfüllen. Daher wurde als erstes Implantatmaterial Polyacetalharz verwendet. Nach einigen Jahren Liegezeit zeigten sich jedoch erste Mißerfolge. Diese waren durch einen hohen Abrieb und eine daraus resultierende aseptische Lockerung der Pfanne bedingt. 1977 wurde schließlich Polyäthylen als Pfannenmaterial ausgewählt. Die Dichte für dieses Material wird mit 0,933 g/cm^3 und die Kristallinität mit 60% angegeben (1). Aber auch hier zeigte sich nach mehreren Jahren Liegezeit bei den implantierten Pfannen, daß es wiederum zu aseptischen Lockerungen kam. Histologische Untersuchungen zeigten dicke bindegewebige Membranen, die die Prothese vom umgebenden Knochen abgrenzten. Es wurden häufig fremdkörperriesenzellreiche Entzündungen beobachtet. Auch hier waren massenhaft Abriebpartikel im umgebenden Bindegewebe vorhanden (2).

Diese Beobachtungen führten schließlich zu der Entwicklung von zwei unterschiedlichen Beschichtungen, die 1983 eingeführt wurden. Hier wurden jeweils Partikel auf die Polyäthylenfläche gepreßt. Daraus ergab sich der Nachteil eines zweiten Interface zwischen Polyäthylen und Beschichtung. Aber aufgrund der partikulären Struktur der Beschichtung kam es bisher zu keinen wesentlichen negativen Effekten wie zum Beispiel dem Abblättern ganzer Beschichtungen. Es wurden Titanpartikel der Größe von 100 bis 200 µm, aber auch Hydroxylapatitpartikel der Größe zwischen 125 und 250 µm verwendet. Es entstanden nicht-kontinuierliche Beschichtungen aus einzelnen Partikeln mit dem Vorteil, daß eine Propagation von Rissen, wie bei einer zusammenhängenden Beschichtung, hier nicht auftreten konnte.

Titan wurde ausgewählt, da es ein nahezu inertes Element ist. Auf seiner Oberfläche bildet sich eine Passivierungsschicht aus diversen Titanoxyden aus. Das Material weist eine exzellente Biokompatibilität auf und erlaubt einen direkten Knochenkontakt. Um jedoch eine ausreichende Verankerung einer Prothese zu erreichen, muß eine Oberflächenstruktur vorhanden sein (3). Diese ist im Falle der hier vorliegenden Beschichtungen durch die Partikelstruktur gegeben, so daß feinste Poren zwischen einzelnen Partikeln bestehen. Ein direkter Knochenkontakt wurde für die hier verwendete Art der Beschichtung, aber auch für flammengespritzte Titanoberflächen oder sandbestrahlte Oberflächen vielfach nachgewiesen.

Im Gegensatz zum reinen Titan mit der Ausbildung eines Knochenkontaktes ermöglicht der Hydroxylapatit eine chemische Verbindung zwischen Knochen und dem Apatit (4). Diese Verbindung ist auf dem Boden einer partiellen Degradation und später auftretenden Repräzipitationen denkbar. Hierbei kommt es zur Ausbildung einer feinsten Schicht karbonisierten Hydroxylapatits auf der Beschichtung. Diese ermöglicht eine direkte chemische Verbindung zwischen dem Knochen und dem Hydroxylapatit der Prothese (5). Ein Nachteil des Hydroxylapatits ist jedoch seine Brüchigkeit und die bereits erwähnte Degradierbarkeit, die zu einem partiellen Abbau einer Beschichtung führen kann. Prozesse, die hierbei von Bedeutung sind, sind Auslaugung, partikulärer Zerfall, aber auch die Phagozytose und die direkte Resorption durch osteoklastenartige Zellen (6). Tritt jedoch eine Knochenbindung ein, ist die Oberfläche stabilisiert, so daß keine weiteren Degradationsprozesse an einer solchen Oberfläche wirksam werden.

Die hier genannten Verankerungsprinzipien für Titan (Knochenkontakt) oder Hydroxylapatit (Knochenbindung) können jedoch nur wirksam werden, wenn ein primärer Knochenimplantatkontakt gegeben ist. Wie bereits erwähnt, erlaubt das Design der Prothese ein primäres Press-fit durch die hemisphärische Struktur und die beiden in den Knochen divergierend eingebrachten Zapfen. Eine weitere Verbesserung wird neben den zirkulären Vertiefungen sowie durch die Mikroporosität der Coatings durch die vom Hersteller empfohlene Implantation von Schrauben im Pfannenrand erreicht. Die Implantation solcher Schrauben ist jedoch noch in der Kontroverse. Einige Autoren verwenden keine Schrauben, andere besetzen alle Löcher mit Schrauben. Einige Daten in der Literatur deuten jedoch auf eine höhere Lockerungsrate (9,5%) mit Schrauben im Vergleich zur Implantation ohne Schrauben (5%) hin. Zusätzlich können wichtige Strukturen wie Gefäße oder Nerven durch Schraubenimplantationen gefährdet werden (7). In der eigenen Arbeitsgruppe werden keine bis maximal zwei Schrauben meist lateral von einer Länge von 28 mm implantiert. Wenn überhaupt, wird hier nur die Primärverankerung verbessert. Nach Erreichen einer Sekundärstabilität im Falle einer Knochenbindung beim Hydroxylapatit oder eines ausreichenden Knochenkontaktes im Falle des Titans verlieren die Schrauben, sofern sie implantiert wurden, ihre Funktion.

Um eine Streßkonzentration im Pol der Prothese zu vermeiden, wurde eine geringe Übergröße lateral und medial empfohlen und die Polregion sollte geringfügig abgeflacht sein (8). Dieses Problem könnte aber auch einfacher gelöst werden, indem die Raffelfräser zur Vorbereitung des Pfannenlagers eine geringe Untergröße im Vergleich zur zu implantierenden Pfanne hätten. Ein weiteres Prinzip der Implantatverankerung wurde mit dem Aufbringen eines mehrschichtigen Netzes auf der Prothesenrückfläche in die Diskussion gebracht. Dieses Titannetz erhielt eine sandgestrahlte Oberfläche, um glatte Oberflächen, die nicht günstig sind zur Verankerung im Knochen, zu vermeiden. Ob hier bessere Langzeitergebnisse erzielt werden können als mit den bisher benutzten Beschichtungen, muß die Zukunft jedoch erst zeigen (8).

Ein weiteres wichtiges Problem bei der Verankerung der Prothese bzw. der Entstehung ihrer aseptischen Lockerung ist der Durchmesser des artikulierenden künstlichen Hüftkopfes sowie sein Material. Einige Autoren postulieren geringeren Abrieb für die Kombination Keramik/Polyäthylen, insbesondere für Al_2O_3 Köpfe, d.h. Keramikköpfe sollten insbesondere bei jungen Patienten verwendet werden (9). Des weiteren scheint der Kopfdurchmesser eine entscheidende Rolle zu spielen. So ist der Abrieb nachgewiesenermaßen bei kleineren Köpfen höher. Auf der anderen Seite steigen die Streßkonzentrationen um die Pfanne mit größerem Kopfdurchmesser an. Dies kann zur erhöhten Knochenresorption führen. Aus diesem Grunde werden mittlere Köpfe mit einem Durchmesser von 28 mm empfohlen (10, 11). Eine andere Möglichkeit, die Abriebrate zu verringern, scheint die Verwendung anderer Materialkombinationen zu geben. Hier sind insbesondere Metall/Metall-Kombinationen, aber auch Keramik/Keramik-Kombinationen in der Diskussion. Beide Kombinationen zeichnen sich durch exzellente tribologische Eigenschaften aus. Jedoch kann dieser Vorteil mit dem Nachteil eines steifen Implantates erkauft werden. Dieses würde zu einer höheren Streßprotektion und Streßkonzentration um eine solche Pfanne führen. Die postulierte Isoelastizität wäre nicht mehr gegeben. Die Folge wäre möglicherweise eine höhere Knochenresorptionsrate um das Implantat herum. Eine mögliche Lösung wäre die Produktion von Inlays auf den bisher verwendeten Poläthylenpfannen. Die Konstruktion wäre jedoch ungleich komplizierter als bisher und könnte neue Probleme aufwerfen.

Chirurgische Problematik
Die Implantation einer Pfanne sollte immer mit einer korrekten Planung beginnen. Hierbei ist immer eine Röntgen-Beckenübersicht, tief eingestellt, in antero-posteriorer Richtung zu fordern. Der Röhren-Objekt-Film Abstand muß standardisiert sein, damit die Planungsfolien verwendet werden können. Diese Technik sollte auch zur Verlaufskontrolle verwendet werden, da nur so eine exakte Positionsbestimmung einer implantierten Pfanne möglich ist. Hier sei zum Beispiel die Migrationsmessung erwähnt, die nur unter Zuhilfenahme entsprechender Referenzlinien denkbar ist.

Hierzu sind komplette Aufnahmen des Beckens erforderlich (12). Die Implantation wird in der eigenen Arbeitsgruppe über einen lateralen Zugang begonnen. Eine mediale und inferiore Position der Prothese ist zu fordern. Nur so ist eine perfekte knöcherne Abstützung und damit eine verringerte Lockerungsrate denkbar. Unter Einsatz des Raffelfräsers soll der Knorpel entfernt werden. Dies sollte so weit geschehen, bis einzelne punktförmige Blutungen aus dem Knochen sichtbar werden und damit der Knorpel vollständig entfernt ist. Andererseits sollte nach Möglichkeit die knöcherne Lamelle nicht durchbrochen werden. Mit der Bohrlehre für die Pfanne wird nun das Ergebnis überprüft. Das Implantat sollte bündig mit dem Grund und dem Rand der natürlichen Pfanne abschließen. Bei zu tiefem Sitz der Manipulierpfanne ist eine Spongiosaimplantation im Pfannengrund erforderlich. Hier können autologe Spongiosa aus dem Beckenkamm beim Prothesenwechsel aber auch ausgefrästes knöchernes Material aus der Pfanne oder aber bioaktive knochenbindende Implantate wie z.B. Hydroxylapatit oder $CaCO_3$ verwendet werden. Mit dem Zielgerät mit Griff zur Bohrlehre kann nun die korrekte Lage der Pfanne überprüft werden. Wir empfehlen dabei zunächst Inklinationswinkel von 45° für die Vollprofilpfanne oder 30° bei den angeschrägten Pfannen. Die Orientierung ist jedoch auch im Situs anhand der natürlichen Pfanne vorzunehmen. Die Anteversion sollte bei etwa 15° liegen. Nun sollten die Bohrungen für die beiden Pfannenzapfen gesetzt werden. Das Einsetzen, insbesondere größerer Pfannen, ist mitunter nicht ganz einfach. Daher ist zu fragen, ob das Anbringen des Pfannenhaltegriffs an der Pfanne nicht verbessert werden kann, beispielsweise durch 3-Punkt-Abstützung bzw. Befestigung am Pfannenrand. Wenn zusätzlich die Möglichkeit gegeben wäre, durch ihn die Pfanne einzuschlagen, könnten Implantationsschritte gespart werden.

Fazit

Die beschichteten RM-Pfannen sind aufgrund der geschilderten Verankerungsprinzipien und Designparameter als Glücksfall für die Hüftchirurgie zu bezeichnen. Die mittelfristigen Ergebnisse sind mit beiden Beschichtungen, Hydroxylapatit und Titan, bisher hervorragend. Migrationen durch Knochenverlust bei aseptischen Lockerungen wurden bei korrekt implantierten Pfannen auch mit digitalisierter Vermessung (12) kaum beobachtet. Welche Beschichtung die besseren Langzeitergebnisse zeigt, muß die Zukunft zeigen. Verbesserungen sind sicherlich nur im Detail zu erwarten und betreffen insbesondere die operative Planung und auch die Verbesserung des Instrumentariums. Von einer grundlegenden Veränderung des Prothesendesigns zum Beispiel durch Aufbringen eines Netzes, oder auch dem Wechsel des Implantatmaterials zum Beispiel Metall oder Keramik, ist bei den derzeitigen sehr guten Ergebnissen abzuraten.

In Zukunft sind folgende Verbesserungen wünschenswert:
1. Die Manipulierpfanne sollte aus einem Guß sein, da oft Beschädigungen des bisher verwendeten Gerätes auftreten.
2. Der Pfannenhaltegriff sollte aus einem Stück gefertigt werden, direkt am Rand der Pfanne einsetzbar sein und ohne Wechsel des Instrumentes Einbringen und Einschlagen ermöglichen.
3. Ein Versuch mit einem Metallinlay auf Polyäthylen unter Weiterverwendung der o.g. Coatings scheint gerechtfertigt bei besseren tribologischen Eigenschaften einer Metall/Metall-Kombination.

4. Der Durchmesser der Manipulierpfanne sollte minimal kleiner sein als die eigentliche Pfanne, um das primäre Pressfit zu verbessern.

Literatur

(1) MATHYS, R.: Isoelastische Hüftprothesen. Verlag Hans Huber, Bern (1992)
(2) REMAGEN, W., MORSCHER, G.: Histological results with cement-free implanted hip joint sockets of polyethylene. Arch. Orthop. Trauma Surg. 103, 145 (1984)
(3) GROSS, U., MÜLLER-MAI, C., FRITZ, T., VOIGT, C., KNARSE, W., SCHMITZ, H.J.: Implant surface roughness and mode of load transmission influence periimplant bone structure. In: G. Heimke, U. Soltész, A.J.C. Lee (eds.): Clinical Implant Materials, Advances in Biomaterials 9. Elsevier, Amsterdam, The Netherlands, 303-308 (1990)
(4) MÜLLER-MAI, C.M., STUPP, S.I., VOIGT, C., GROSS, U.: Nanoapatite and organoapatite implants in bone: Histology and ultrastructure of the interface. J. Biomed. Mater. Res. 29, 9 (1995)
(5) NEO, M., KOTANI, S., NAKAMURA, T., YAMAMURO, T., OHTSUKI, C., KOKUBO, T., BANDO, Y.: A comparative study of ultrastructures of the interfaces between four kinds of surface-active ceramic and bone. J. Biomed. Mater. Res. 26, 1419 (1992)
(6) MÜLLER-MAI, C.M., VOIGT, C., GROSS, U.: Incorporation and degradation of hydroxyapatite implants of different surface roughness and surface structure in bone. Scanning Microsc. 4, 1613 (1990)
(7) WASIELEWSKI, R.C., KRUGER, M.P., COOPERSTEIN, L.A., RUBASH, H.G.: Acetabular-Anatomy and transacetabular screw fixation in total hip arthroplasty. AAOS, 56th Meeting, Las Vegas, Nevada, Feb. 9-14, 1989
(8) MORSCHER, E.W.: Current status of acetabular fixation in primary total hip arthroplasty. Clin Orthop. & Rel. Res. 274, 172 (1992)
(9) WILLMAN, G., FRÜH, H.J., PFAFF, H.G.: Wear characteristics of sliding pairs of zirkonia (YTZP) for hip endoprotheses. Biomaterials 17, 2157 (1996)
(10) PEDERSEN, D.R., CROWNINSHIELD, R.D., BRAND, R.A., JOHNSTON, R.C.: An axisymmetric model of acetabular components in total hip arthroplasty. J. Biomech. 15, 305 (1982)
(11) LIVERMORE, J., ILSTRUP, D., MORREY, B.: Effect of femoral head size on wear of the polyethylene acetabular component. J. Bone Joint Surg. 72-A, 518 (1990)
(12) MÜLLER-MAI, C.M., PAWELZ, B., FELL, M., PAECH, A., GROSS, U., RAHMANZADEH, R.: The migration of cups after total hip replacement - PE vs. HA-coated and Ti-coated. Transactions Vol. 1, 5th World Biomaterials Congress, Int. Liaison Committee (ed.), Toronto, Canada, 569 (1996)

Anhang

Praxis der RM-Pfanne
- Details, Tricks, Verbesserungsvorschläge -

M. Mittag-Bonsch • B. Ebner • F. Hahn

Zusammenfassung
Nach langjähriger Erfahrung mit der RM-Pfanne haben sich folgende Details und Tricks bei der Implantation bewährt und durchgesetzt. Gleichzeitig besteht der Bedarf für ein verbessertes Instrumentarium.
1. *Details, Tricks:*
   - *Präoperative Planung,*
   - *Sitz der Bohrschablone,*
   - *„gesteckte Bohrer",*
   - *mit Raspatorium fixieren,*
   - *Markierung der „Hörnchenmitte",*
   - *Rotationsstabilität prüfen.*
2. *Verbesserungsvorschläge:*
   Bohrschablone:
   - *Verbesserung der Rotationsstabilität,*
   - *stabile Antetorsionssicherung,*
   - *exakte Führung der Bohrer.*
   Einschläger:
   - *Schmaler und länger,*
   - *sichere Erfassung der Pfanne,*
   - *Antetorsion beeinflußbar,*
   - *Rotation beeinflußbar.*

Die RM-Pfanne ist ein bewährtes Implantat. Der Beitrag befaßt sich mit technischen Details, die anhand von intraoperativen Bildern veranschaulicht werden, um die Schwachpunkte des derzeitigen Instrumentariums aufzuzeigen und damit mögliche Verbesserungsvorschläge präzisieren zu helfen.
In der Praxis haben sich folgende Tricks und Details bewährt:

- Die *präoperative Planung* ist der erste wichtige Schritt zu einer gut sitzenden Endoprothese, da hierbei bereits atypische Geometrien erkannt und intraoperativ berücksichtigt werden können.
- Der *Sitz der Bohrschablone* für die RM-Pfanne ist exakt zu kontrollieren, da bei diesem Schritt der endgültige spätere Pfannensitz determiniert wird, sowohl in der Antetorsion als auch in der Pfannenneigung. Da bei engem Situs die Bohrschablone schwierig zu zentrieren ist, hat es sich bewährt, axiale Kompression auf die Bohrschablone mit dem großen Raspatorium auszuüben.

Weiterhin hat es sich bewährt, die Bohrlochschablone mit zwei *„gesteckten Bohrern"* einzusetzen, da ein späteres Einbringen der einzelnen Bohrer bei bereits korrekt sitzender Bohrschablone manchmal wegen des ungünstigen Eingangswinkels unmöglich ist. Die korrekt plazierte Bohrschablone mit den gesteckten Bohrern wird in Neigung und Rotation kontrolliert und mit dem Raspatorium zentriert. Die Löcher für die Pfannenhörnchen werden gebohrt und konisch geweitet.

- Die *Markierung der Pfannenmitte* zwischen den beiden Hörnchen hat sich insbesondere im Anfangsstadium bewährt.
- Ist die Pfanne eingebracht und eingeschlagen, sollte die *Rotationsstabilität* mit dem geraden Einschläger in einem der potentiellen Schraubenlöcher geprüft werden.

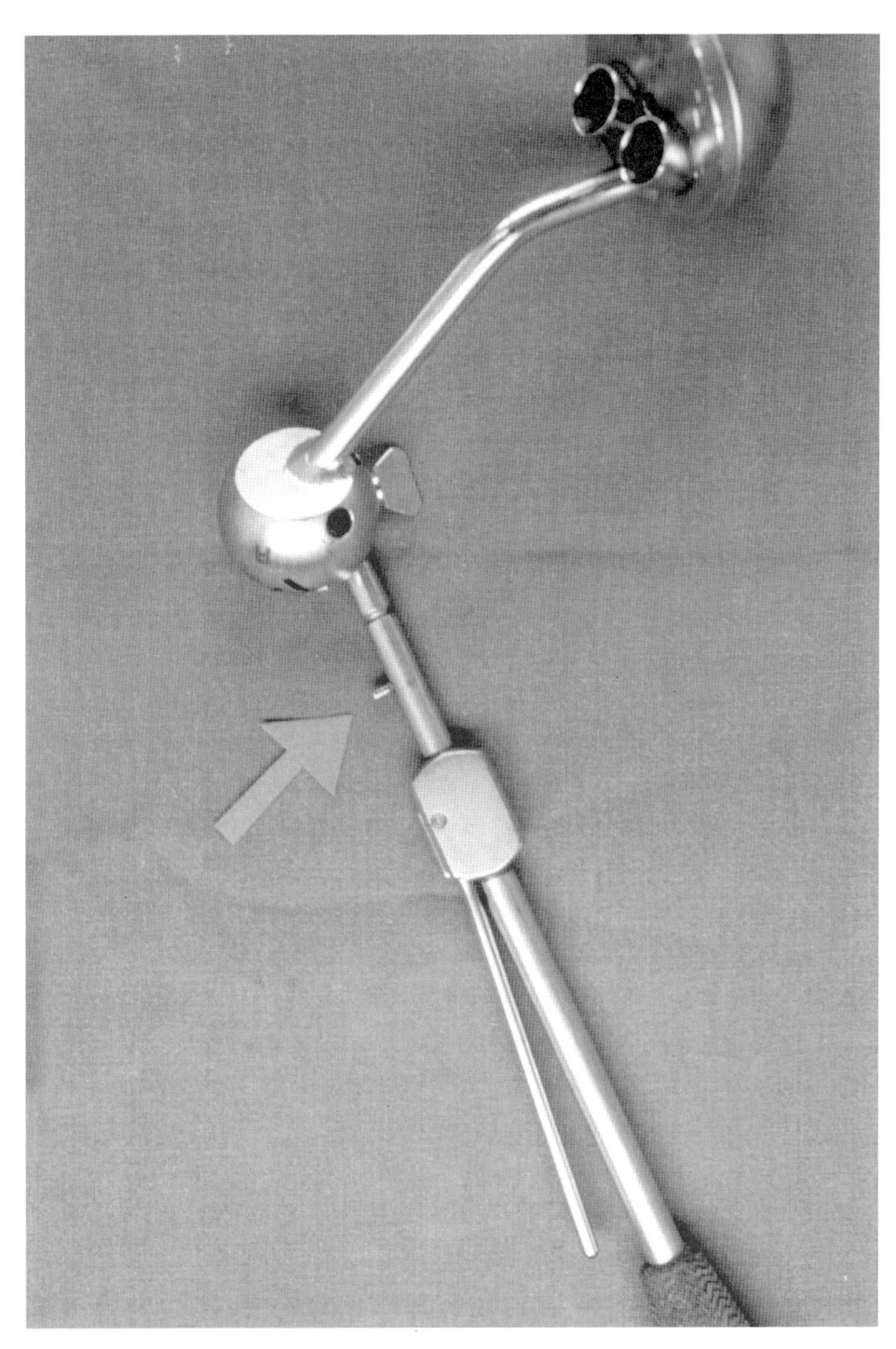

Abb. 1: Bohrschablone mit Stift zur Rotationssicherung.

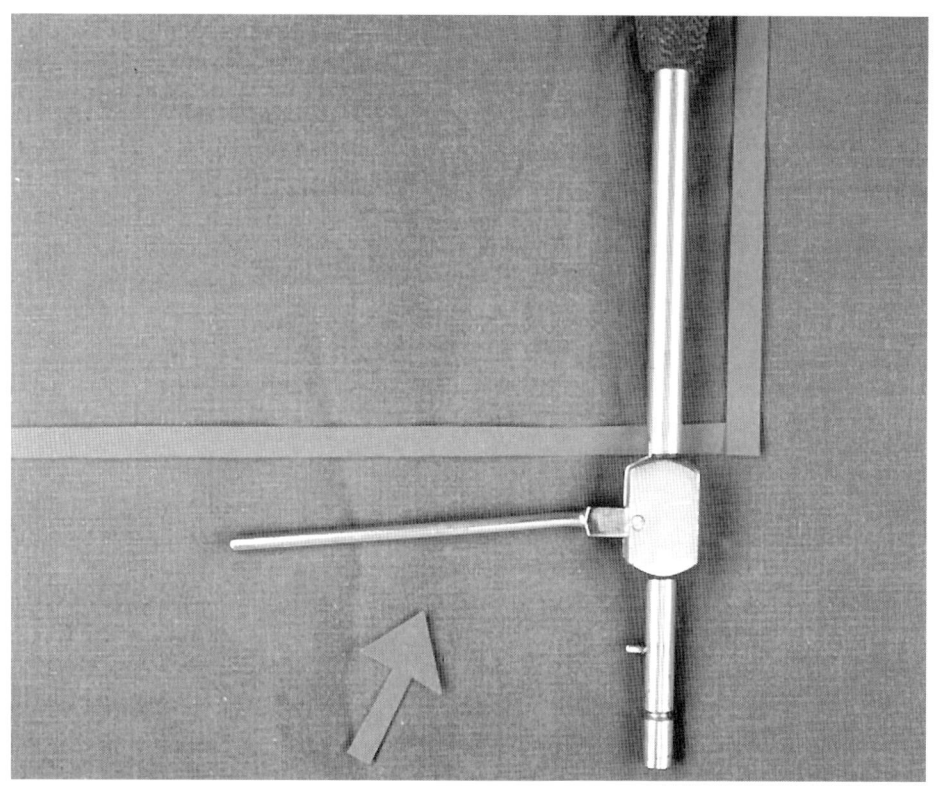

Abb. 2: Verbogene Rechtwinkelmarkierung, welche die Antetorsion in situ angeben soll.

Schwachpunkte am Instrumentarium betreffen hauptsächlich die bereits erwähnte Bohrschablone, deren *Rotationssicherung* an einem kleinen Metallstift hängt, der die zum Teil großen Hebelkräfte nur ungenügend halten kann (Abb. 1). Die Antetorsionsanzeige verbiegt sich leicht. (Abb. 2). Weiterhin ist die Fixierung der verschiedenen Cup-Größen auf der zentralen Bohrschablone (Durchmesser 48 mm) nicht exakt. Die Cups werden nur durch 3 kleine Metallstifte gehalten, die bei satt sitzender Bohrschablone besonders bei größeren Cups dementsprechend häufig abbrechen (Abb. 3).

Die flexiblen Bohrer für die Löcher der Pfannenhörnchen unterliegen einem hohen Verschleiß durch die großen Hebelkräfte, die durch die nicht exakte Führung in der Bohrschablone auftreten. Hier wäre eine Veränderung der Bohrschablone mit besserer Bohrerführung und stabiler Rotations- und Cup-Sicherung wünschenswert (Abb. 4).

Das Setzinstrument, um die Pfanne in die sehr kleine Öffnung einzubringen, ist nicht lang genug, insbesondere bei adipösen Patienten und ermöglicht nicht eine rotationssichere, exakte Einbringung der Pfanne in die vorbereiteten Löcher (Abb. 5).

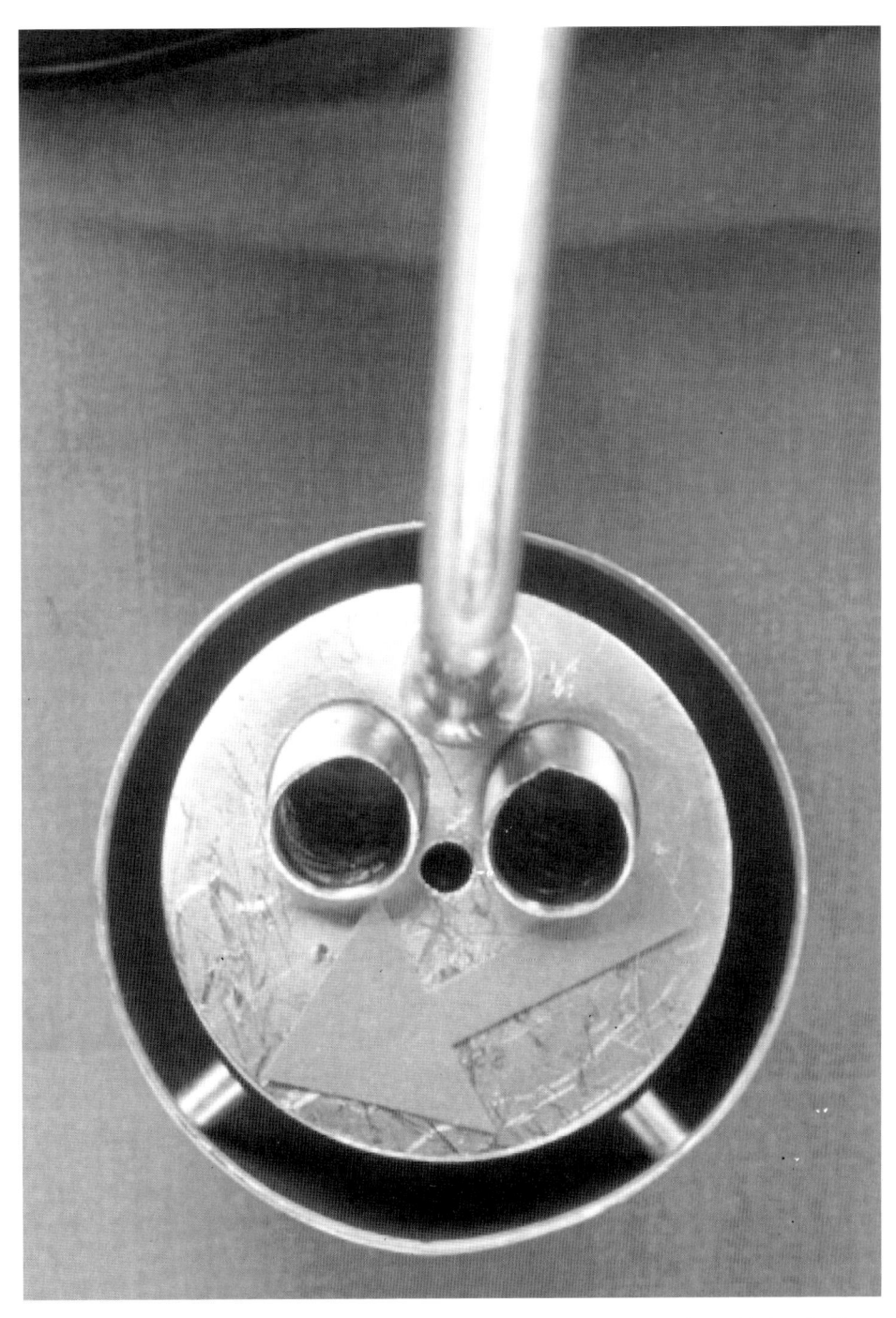

Abb. 3: Abbruchgefährdete Metallstifte zur Distanzhaltung einer größeren Bohrschablone als 48 mm.

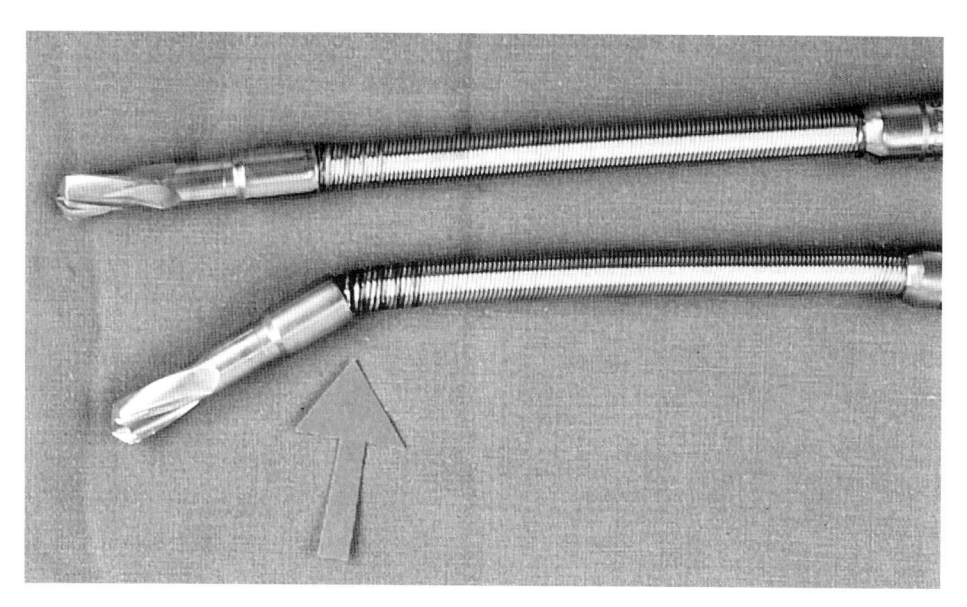

Abb. 4: Verbogener Bohrer bei ungenügender Führung der Bohrer in der Schablone.

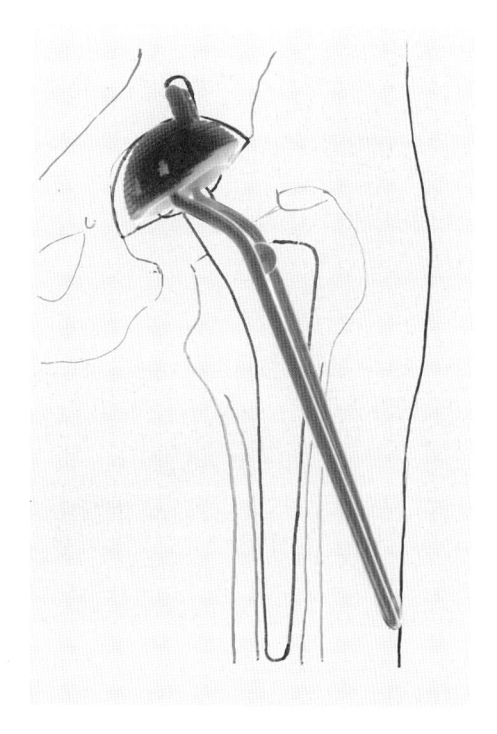

Abb. 5: Problem des zu kurzen und gebogenen Pfannensetzinstrumentes, illustriert am schematischen Hüftübersichtsbild.

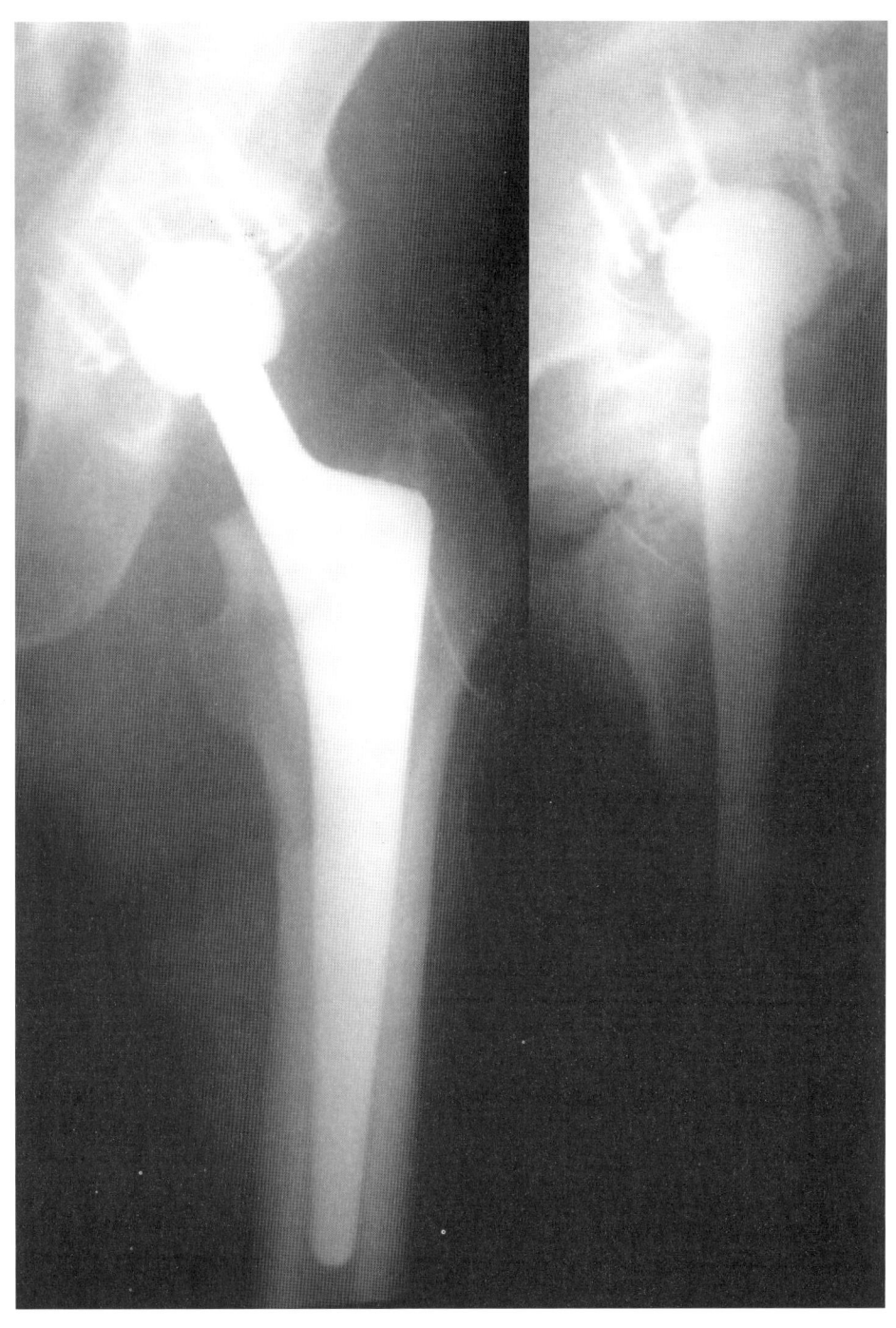

Abb. 6: Zementfreie Hüftendoprothese mit RM-Pfanne und 5 eingebrachten Titanschrauben zur Erhöhung der Primärstabilität der Pfanne.

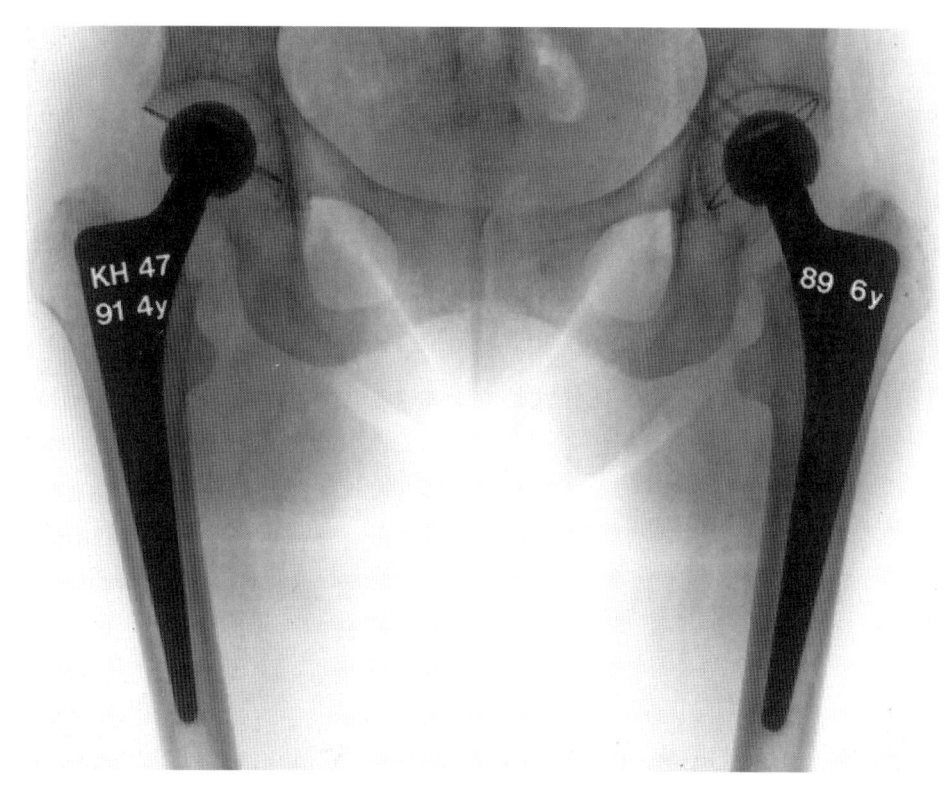

Abb. 7: *4 und 6 Jahre implantierte, einwandfrei funktionierende RM-Pfannen beidseits. Rechts: ohne jegliche Zusatzsicherung; Links: mit bis 1990 verwendeten Polyacrylatstiften zur Erhöhung der Rotationsstabilität.*

Hier wäre eine axiale Einbringungsmöglichkeit mit längerem Hebel und rotationssicherer Verankerung der Pfanne wünschenswert. Die verschiedenen Möglichkeiten, das derzeitige Setzgerät an der einzubringenden Pfanne zu befestigen, werden demonstriert, und differieren von Operateur zu Operateur. Sitzt die Pfanne fest und ist die Rotationsstabilität der eingeschlagenen RM-Pfanne gewährleistet, ergibt sich die Frage der zusätzlichen Schraubenverankerung, die anschließend sehr kontrovers diskutiert wurde. Sowohl was die Anzahl der Schrauben, als auch die Materialien anbelangt, gibt es derzeit keine wissenschaftlich begründete Empfehlung. Die Autorin selbst verwendet zur Erhöhung der primären Stabilität 3-4 Schrauben (Abb. 6, 7).

Anleitung zur Implantation einer RM-Pfanne

E. G. Bergmann

Die Wahl des Zugangs zur Implantation einer Hüfttotalendoprothese sowie die entsprechenden spezifischen Operationsschritte liegen grundsätzlich in der Verantwortung des Chirurgen. Die Literatur weist eine Reihe unterschiedlicher Zugänge auf. Der Autor bevorzugt den transglutäalen Zugang nach BAUER, der neben dem hinteren Zugang die weiteste Verbreitung gefunden hat.

Der Patient wird dabei auf dem Rücken gelagert, wobei die zu operierende Seite mit der OP-Tischkante abschließt. Bei adipösen Patienten wird das Trochantermassiv ertastet, welches direkt an der Tischkante liegen soll. Vorhandenes Fettgewebe fällt dann leicht nach dorsal und die knöchernen Bezugspunkte können leichter identifiziert werden. Auf das Unterlegen von Keilen oder Sandsäcken zur Anhebung der Hüfte wird verzichtet, um beim Ausrichten der Pfannenschablone und somit des definitiven Pfannensitzes die Orientierung nicht zu diskriminieren. Solange die Sicht auf den ganzen Körper des Patienten noch nicht durch die Abdeckung verwehrt wird, erfolgt nochmals die orientierende Beinlängenmessung.

Nach mehrfachen desinfizierendem Abwaschen von oberhalb der Darmbeinschaufel bis etwa zum Sprunggelenk wird mit sterilen wasserfesten Einmalartikeln frei abdeckt. Das distale Bein wird nach Einschlagen in ein steriles Tuch mit einer Stockinette geschützt. Da sich bei den notwendigen intraoperativen Beinbewegungen die an den Rändern selbstklebende Abdeckung lösen kann, wird das Operationsfeld zusätzlich und vollständig in eine durchsichtige Klebefolie geschlagen.

Transglutealer Zugang nach BAUER

Der Hautschnitt sollte nicht zu klein gewählt werden, um eine atraumatische Behandlung der Wundränder zu gewährleisten. In der Regel beginnt er handbreit proximal der ertasteten Trochanterspitze auf eine Länge von 15 bis 20 cm streng lateral nach distal ziehend. Bei sehr übergewichtigen Patienten kann dieser Schnitt bei Bedarf nach distal und proximal erweitert werden.

Nach Durchtrennung des subcutanen Fettgewebes und subtiler Blutstillung (die zur besseren Übersicht und zur Vermeidung eines größeren Blutverlustes kontinuierlich während der Operation erfolgt) wird die Fascia lata in Längsrichtung gespalten. Durch Einsetzen von Wundhaken wird das Trochantermassiv dargestellt, Vastus lateralis und Musculus glutäus medius identifiziert. Eine Trochanterbursa kann entfernt werden. Zur Abpräparation der ventralen Kulisse erfolgt der Schnitt durch die Glutäalmuskulatur mit dem Skalpell oder dem Diatherm ca. 3 Querfinger proximal des Muskelansatzes beginnend über den Trochanter streng lateralseitig verlaufend bis in den Muskelursprung des Vastus lateralis. Der BAUERsche Zugang wird von uns so modifiziert, daß wir den Schnitt durch die Glutäalmuskulatur nicht in der Längsachse des Femur führen, sondern die Faserrichtung des Muskels respektieren. Die Weichteile werden nun auf 2-3 cm ventralseitig vom Trochanter mit dem Messer abgesetzt und anschließend mit dem scharfen Rasparatorium bis zum ventralen Pfannenrand abgehoben. Zwei venterocranial und -kaudal auf den Pfannenrand gesetzte gebogene HOHMANN-Haken stellen Schenkelhals und ventrale Gelenkkapsel ausreichend dar. Die Gelenkkapsel kann entweder soweit erreichbar reseziert oder umgekehrt T-förmig eingeschnitten und dann nach erfolgter Implantation des Kunstgelenkes wieder verschlossen werden.

In der Regel läßt sich das Gelenk mit dem Femurkopfextraktor und eventuell unter Zuhilfenahme des Luxationslöffels leicht luxieren. Der Femurkopfextraktor wird hierbei etwa am Übergang vom Schenkelhals zum Femurkopf in Verlängerung des Schenkelhalses eingeschlagen und dann, sobald das Gewinde faßt, bis in ausreichende Tiefe in den Kopf eingeschraubt. Während ein Assistent bei leichter Adduktion Zug in Längsrichtung des Beines ausübt, kann der Femurkopf nach venterolateral herausgehebelt werden. Gelingt dies nicht, kann der Vorgang dadurch erleichtert werden, das der 1. Assistent den Luxationslöffel kranial in das Gelenk einführt. Dazu ist wiederum ein Längszug am Bein notwendig. Auf keinen Fall darf versucht werden, den Femurkopf mit dem Luxationslöffel herauszuhebeln. Mit einer solchen Aktion kann der kraniolaterale Pfannenerker erheblich geschädigt werden. Gelingt die Luxation auch mit diesem Manöver nicht, muß der Kopf mit der oszillierenden Säge möglichst medial abgesetzt, eventuell in situ geteilt und dann extrahiert werden.

Unter Außenrotation und Adduktion des Beines läßt sich der proximale Femur darstellen. Im Regelfall erfolgt nun das Absetzen des Kopf-Hals-Fragmentes mit der oszillierenden Säge unter Berücksichtigung der Höhe des Trochanter minor. Wurde der Kopf in situ abgesetzt, muß nun die Nachresektion entsprechend der präoperativen Planung erfolgen.

Präparation der natürlichen Pfanne
Mit Wundhaken wird die Pfanne nach Zurücklegen des Beines dargestellt. Es hat sich als nützlich erwiesen, zusätzlich zu den üblichen Haken einen HOHMANN-Haken lateral über dem Pfannenerker in das Becken einzuschlagen und so störende Weichteile abzudrängen. Falls vorhanden, werden Exophyten mit dem Meißel oder der LUERschen Hohlmeißelzange entfernt. Die Pfanne wird kompromißlos von Weichteilen befreit. Dies betrifft insbesondere die Fossa acetabuli mit den Resten des Lig. teres sowie den knöchernen Rand der Pfanne. Die Ränder der Fossa acetabuli werden vorsichtig mit dem Meißel begradigt, um einer hier evtl. notwendigen Spongiosaplastik die Integration in vitalen Knochen zu ermöglichen (Abb. 1).

Die Pfanne wird mit den Raffelfräsen schrittweise von Knorpel befreit. Wir beginnen den Fräsevorgang immer mit der Größe, die unter der zwischenzeitlich in drei Durchmessern bestimmten Kopfgröße liegt. Zur weiteren Ausrundung des Acetabulum wird eine jeweils 2 mm größere Raffelfräse verwendet. Ist der Gelenkknorpel entfernt, kommt es zur allfälligen petechialen Blutung im Pfannengrund (Abb. 2). Das Freilegen vitalen Knochens mit ausreichender Blutversorgung ist für die sekundäre Stabilität unbedingt erforderlich. Bei starker subchondraler Verknöcherung kann die Anbindung an vitales Kno-

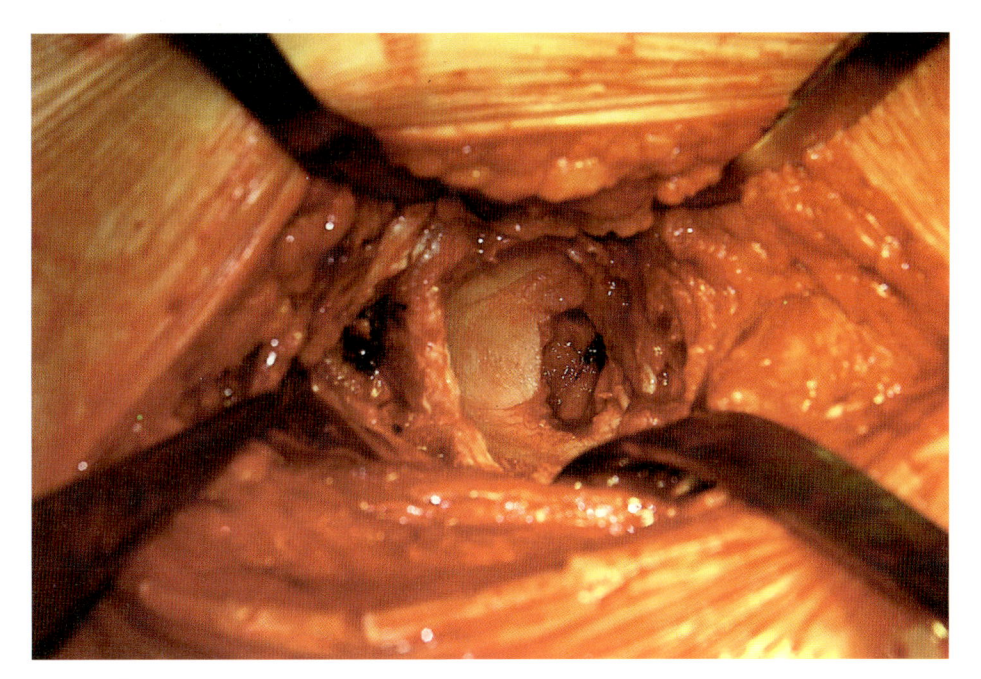

Abb. 1: Übersichtliches, da von störenden Weichteilen befreites, rechtes Acetabulum.

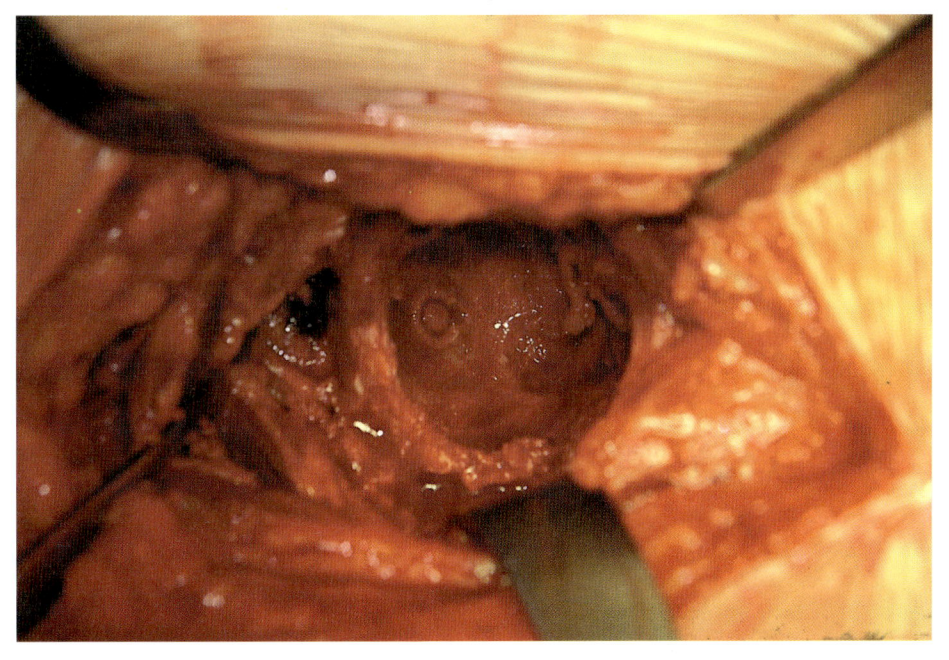

Abb. 2: Ziel des Fräsevorganges ist die Schaffung einer sphärischen Pfanne, welche von Knorpel befreit wurde und guten Anschluß an vitales, blutendes Knochengewebe aufweist.

chengewebe auch dadurch erreicht werden, daß mit einer Meißelecke Kerben in den Pfannenboden geschlagen werden.

Verläuft das Pfannendach flach und nicht sphärisch, scheuen wir uns nicht, auch den subchondralen Knochen soweit wegzufräsen, daß eine sphärische Form entsteht und vitaler spongiöser Knochen freiliegt. Nur so kann die primäre Verklemmung und später die sekundäre Festigkeit durch eine Osteointegration erzielt werden. Nachteile wurden bisher nicht gesehen, insbesondere keine Pfannenwanderung. Während des Fräsevorgangs muß das Fortschreiten der Knorpelentfernung mehrfach überprüft werden. Bei normaler Knorpel-/Knochenkonsistenz ist es ausreichend, beim Fräsewechsel zu prüfen, ob die Gefahr besteht, vorderen oder hinteren Pfeiler, aber auch die mediale Wand durch weiteres forciertes Fräsen zu schwächen oder gar zu durchbrechen. Bei weichem Knorpel oder Knochen sollte der Fräsevorgang entsprechend oft unterbrochen werden. Ist eine ausreichende petechiale Blutung zu erkennen, wird die letzte Raffelfräse mit der Hand betätigt. Hierzu steht ein Handgriff mit Schnellkupplung zur Verfügung. Durch die Löcher der letzten, von abgefrästem Material gesäuberten Raffelfräse kann optisch oder mit der Spitze einer Pinzette geprüft werden, ob das Acetabulum in gewünschter Weise ausgefräst wurde oder ob noch Defekte bestehen. Diese können dann mit Knochenspänen oder Spongiosa aus dem resezierten Kopf-Hals-Fragment oder der Knochenbank ausgefüllt werden.

Manipulierpfanne und Bohrschablone

Der Rand der Manipulierpfanne sollte nach exaktem Einsetzen und Ausrichten mit dem knöchernen Rand des Acetabulums abschließen. Die Inklination beträgt für die angeschrägte RM-Pfanne 30° und für die Vollprofilpfanne 45°. Die Anteversion liegt für beide Pfannentypen bei 15°. Sitzt die Manipulierpfanne zu tief, wie zum Beispiel bei einer Protrusio acetabuli, kann sie durch Unterfütterung mit Knochenspänen oder Spongiosa im Pfannenbodenbereich in begrenztem Maße nach laterokaudal versetzt werden. Überragt die Manipulierpfanne das Acetabulum bei korrekter Ausrichtung, muß geprüft werden, ob ein zusätzliches Ausfräsen noch möglich ist, ohne die natürliche Pfanne im Bereich der Pfeiler oder des medialen Bodens zu schädigen. Ein geringes Überstehen der Pfanne kann erfahrungsgemäß in Kauf genommen werden. Gegebenenfalls muß eine laterale Pfannendachplastik (Pfannenerkerplastik) erfolgen.

Diese Probleme sollten dem Operateur aufgrund der obligaten präoperativen Planzeichnung schon vorher bekannt sein, so daß er bei diesen Operationsschritten nicht überrascht werden kann.

Die neue, aus solidem Kunststoff gefertigte Manipulierpfanne ist von plankonvexer Form und weist auf der planen Seite eine für alle Pfannengrößen gleich bemessene Aussparung (Abb. 3), in die die Bohrschablone eingeklinkt wird. Sie liegt in den Größen 46 bis 68 vor (Abb 4). Das Zusammensetzen des Pfannenzielgerätes wurde durch einen einfachen Steckverschluß und einen deutlich verstärkten Ausrichtungsstab verbessert (Abb. 5). Letzterer weist beim Zusammenstecken je nach der zu operierenden Seite auf die angebrachte Seitenmarkierung. Die Manipulierpfanne wird mit dem eingesteckten Pfannenzielgerät so in der Pfanne ausgerichtet, daß der Ausrichtungsstab parallel zur Körpervertikalen verläuft (Abb. 6 und 7). Das Becken des Patienten darf daher nicht allzu abgeknickt auf dem Tisch gelagert werden. Ist er es dennoch, ist dies zu berücksichtigen.

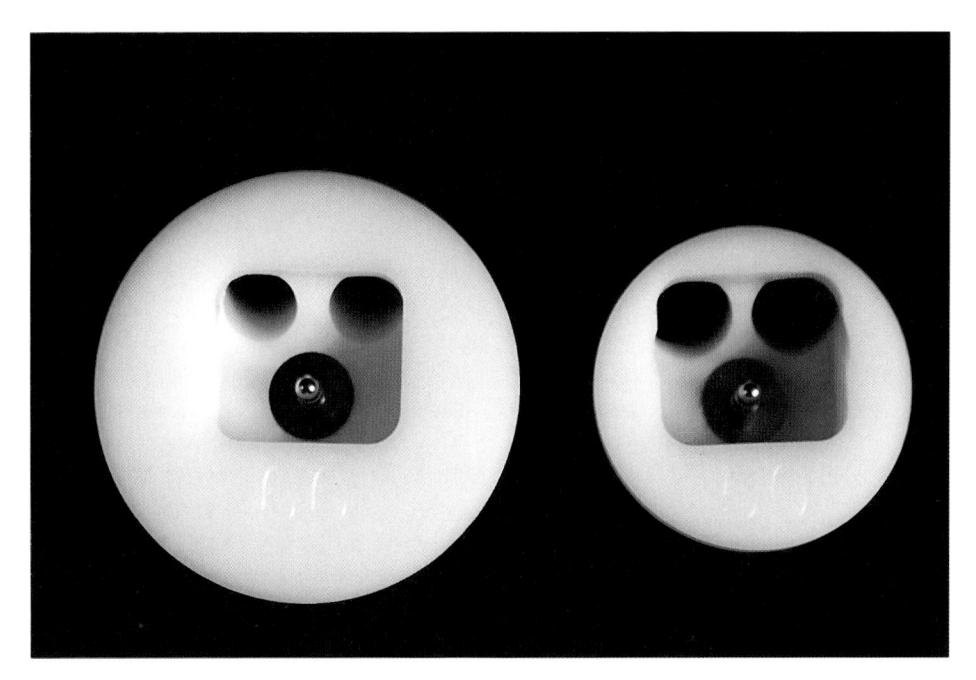

Abb. 3: Die Aussparung an den Manipulierpfannen ist immer exakt gleich.

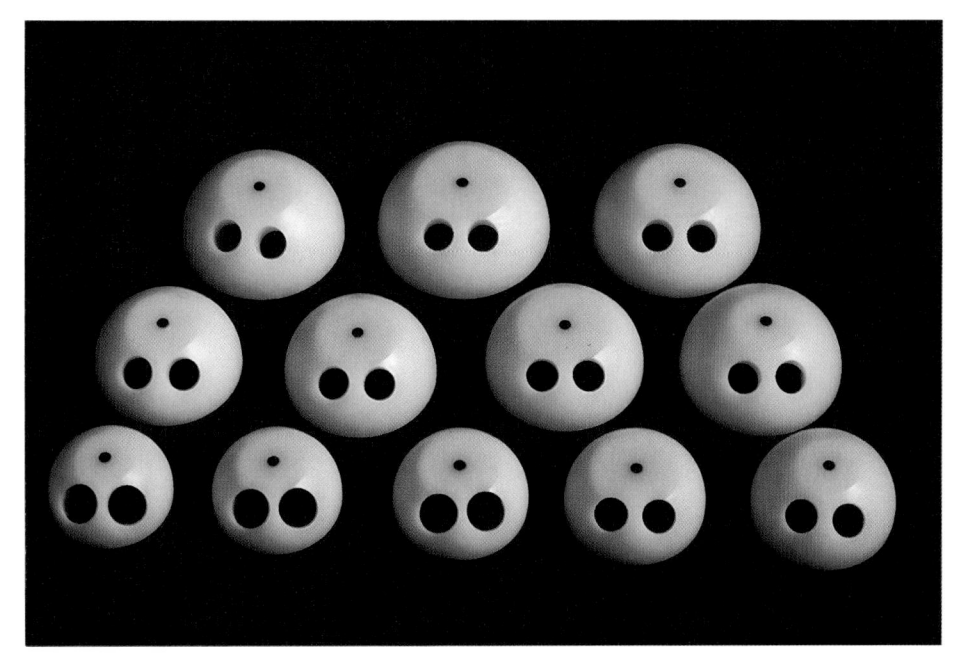

Abb. 4: Die neuen Manipulierpfannen stehen in den Größen 46 bis 68 zur Verfügung.

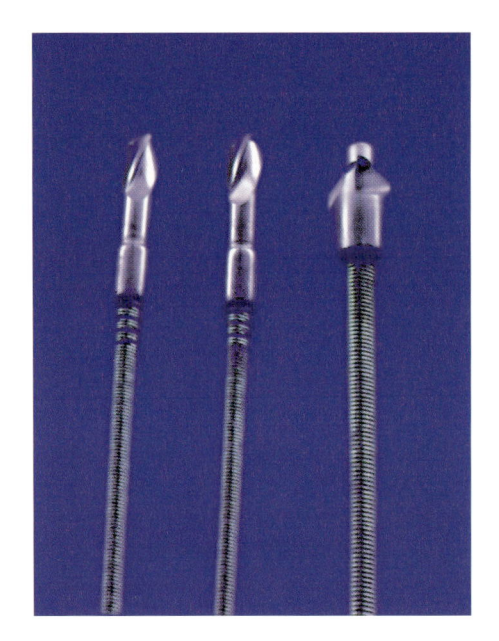

Abb. 5: Das Ausrichtungsinstrument ist gleichzeitig Bohrschablone und läßt sich sicher und einfach in die Manipulierpfanne einstecken.

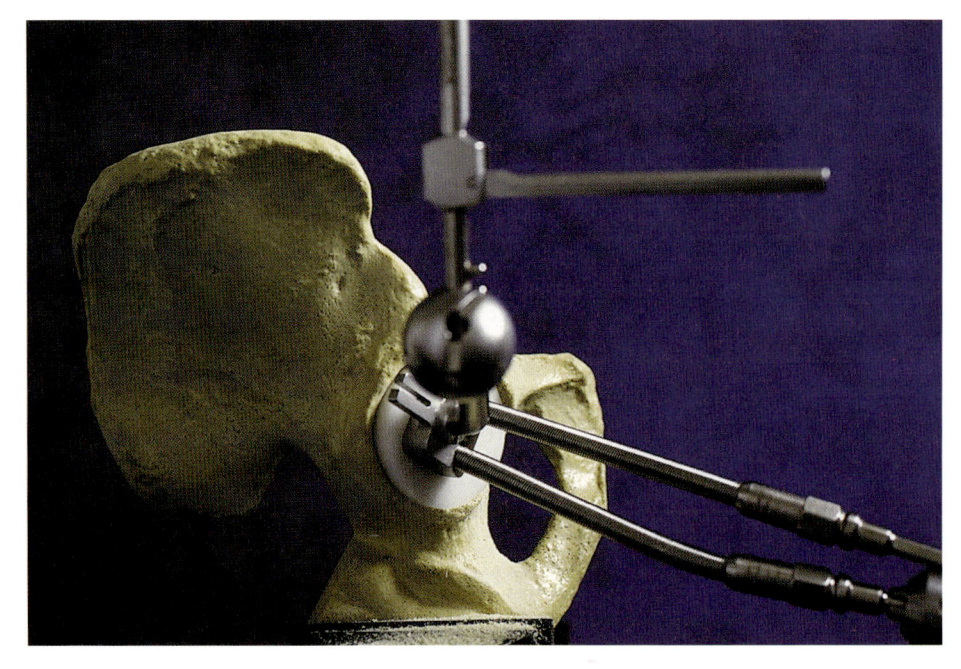

Abb. 6: Die Bohrer mit der flexiblen Welle lassen sich in die bereits eingesetzte und ausgerichtete Manipulierpfanne einstecken (oder in Problemfällen auch bereits in die Schablone eingesteckt mit der Pfanne einsetzen).

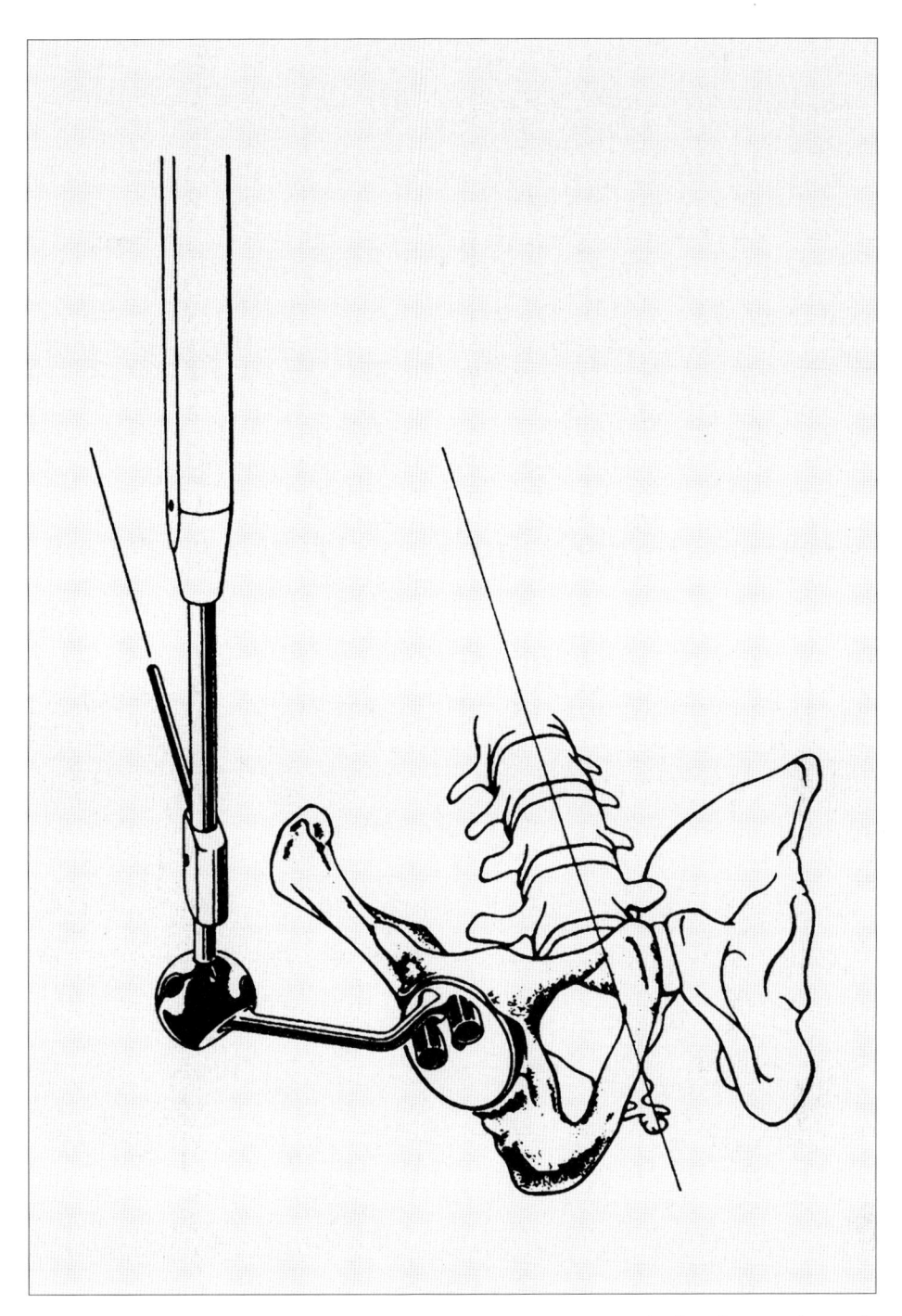

Abb. 7: Der Ausrichtungsstab soll parallel zur Körperachse verlaufen (hier noch mittels der bisherigen Schablone dargestellt).

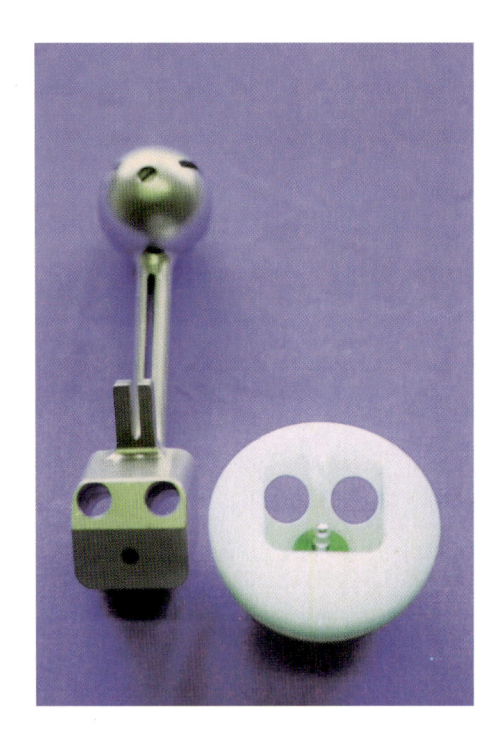

Abb. 8: Die 8,2 mm Bohrer weisen eine Anschlagsperre auf, so daß in Kombination mit der neuen Manipulierpfanne immer nur ein definiert tiefes Bohrloch resultiert. Die neu geformte Versenkfräse verhindert ein zu tiefes Erweitern des Bohrlocheingangs.

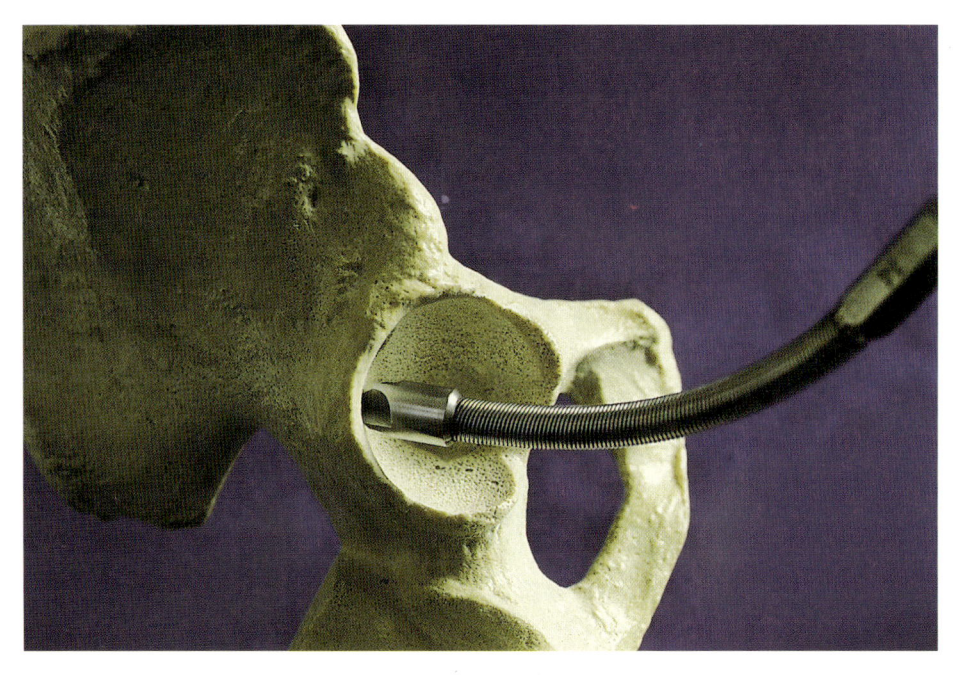

Abb. 9: Die Erweiterung des Bohrlocheingangs erleichtert das Hineingleiten der Pfannenzapfen.

Nach Ausrichtung der Manipulierprothese werden die beiden Löcher zur Aufnahme der Pfannenzapfen gebohrt. Die 8,2 mm-Bohrer mit flexibler Welle weisen beim neuen Instrumentarium eine Anschlagsperre auf (Abb. 8). Bei den bisherigen Bohrern wurde die Bohrtiefe durch Beachtung der am Bohrer angebrachten Tiefenmarkierungen je nach Pfannengröße bestimmt. Nach Bohren des ersten Loches kann der Bohrer in situ verbleiben, indem man ihn aus der Schnellkupplung löst. Dies ist zeitsparend und sicherer, als ihn zu entfernen und durch einen Zentrierbolzen zu ersetzen. Liegt die Pfanne bei adipösen Patienten sehr tief oder ist das Trochantermassiv stark ausgeprägt, kann das Einstecken der Bohrer schwierig werden. Wie MITTAG-BONSCH berichtet, können die Bohrer in diesem Fall bereits vor dem Einsetzen der Manipulierpfanne in diese eingesteckt und so an ihren Platz gebracht werden.

Nach dem Bohrvorgang werden Bohrer und Manipulierpfanne entfernt. Die Bohrlöcher sollten gut einsehbar sein. Sie werden mit der Versenkfräse (Abb. 9 und 10) erweitert, wobei bei weichem Knochen darauf zu achten ist, daß durch zu grobes Handhaben die Bohrlöcher nicht zerstört werden. Die Erweiterung der Bohrlöcher ermöglicht eine bessere Plazierung der Originalpfanne mit den beiden Pfannenzapfen. Es folgt die gründliche Spülung des Acetabulums, die Entfernung noch vorhandener Knochenstücke und abschließend die eventuell notwendige Spongiosaplastik, meist im Bereich der Fovea acetabuli oder zur Ausfüllung von Zysten.

Viele Operateure bevorzugen vor dem Einsetzen der Originalpfanne eine Auskleidung des Pfannenbodens mit hoch osteogenem Spongios-/Knochenbrei, welcher aus der letzten Raffelfräse gewonnen wird.

Die Original-RM-Pfanne vorbestimmter Größe wird auf den Pfannenhaltegriff montiert (Abb. 11). Aufgrund der Anzahl der vorhandenen Schraubenlöcher im Pfannenrand sind mehrere Montagen möglich. Wir bevorzugen die etwa parallel zu den Pfannenzapfen ausgerichtete Montage des Haltegriffes und haben mit der Pfannenplazierung keine Probleme. Die Montage sollte sich aber nach den Gewohnheiten des Operateurs richten. Bei sehr adipösen Patienten kann sich der Haltegriff als kurz erweisen und die Plazierung erschweren. Eine Neuentwicklung dieses Instrumentes wurde bereits in Angriff genommen.

Unabhängig vom gewählten Zugang ist eine gute Übersicht erforderlich. Die Pfanne wird mit den Verankerungszapfen auf die Bohrlöcher ausgerichtet und unter direkter Sicht in das Becken eingebracht (Abb. 12). Da der Pfannenzapfenwinkel zu den Bohrlöchern um 5° differiert (Abb 13), ist es notwendig, die Pfanne mit dem Einschlaginstrument und wenigen Hammerschlägen sicher in ihre definitiven Lage zu bringen (Abb. 14). Bei weichem, spongiösem Pfannendach muß die Pfanne unter direkter Sicht auf die Bohrlöcher eingeführt werden, damit die Pfannenzapfen sich in dem weichen Knochen keine neuen Löcher schaffen können, die dann zu einer Fehllage der Prothese führen.

Nach Entfernung des Pfannenhaltegriffes wird die RM-Pfanne zusätzlich mit Spezialschrauben (Abb. 15) gesichert. Die Frage, ob und wenn ja, wieviele Schrauben eingebracht werden sollten, wird auch heute noch sehr kontrovers diskutiert. Während der Autor der Pfanne mindestens 4 Schrauben empfiehlt, hält der Autor dieser OP-Anleitung 2 Schrauben für ausreichend.

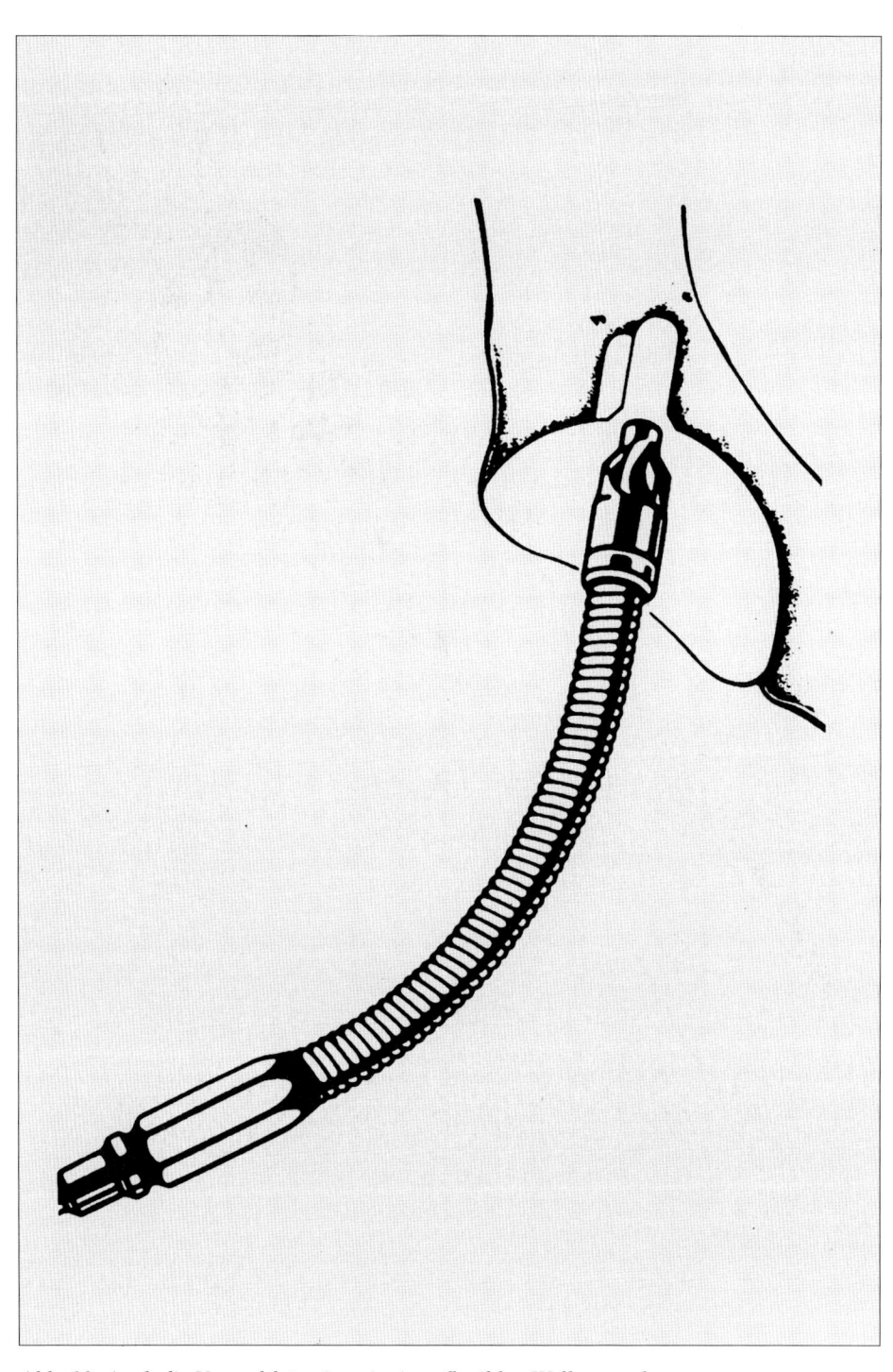

Abb. 10: Auch die Versenkfräse ist mit einer flexiblen Welle versehen.

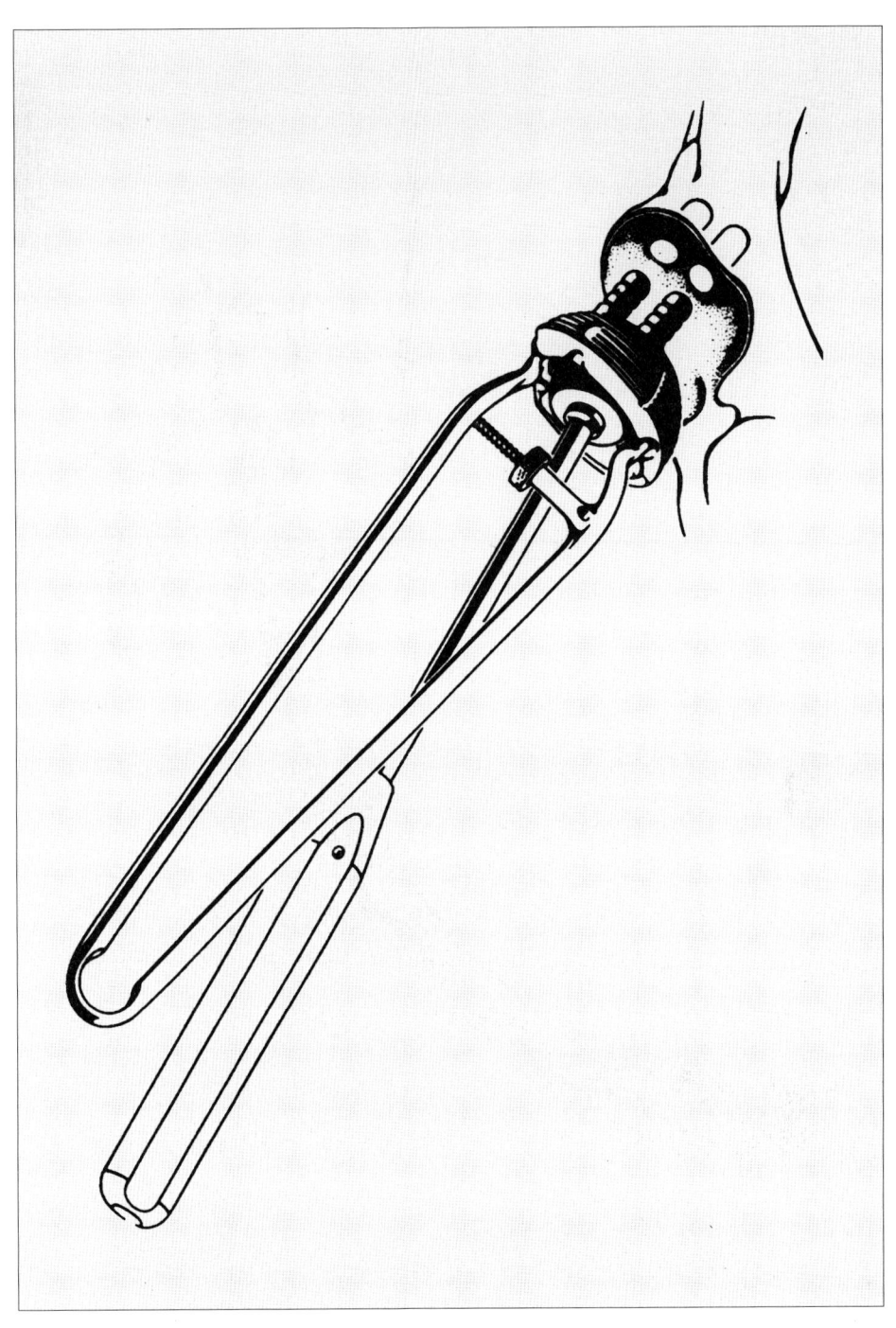

Abb. 11: Die an den Rändern der Originalpfanne angebrachten Schraubenlöcher ermöglichen unterschiedliche Montageformen des Pfannenhaltegriffes.

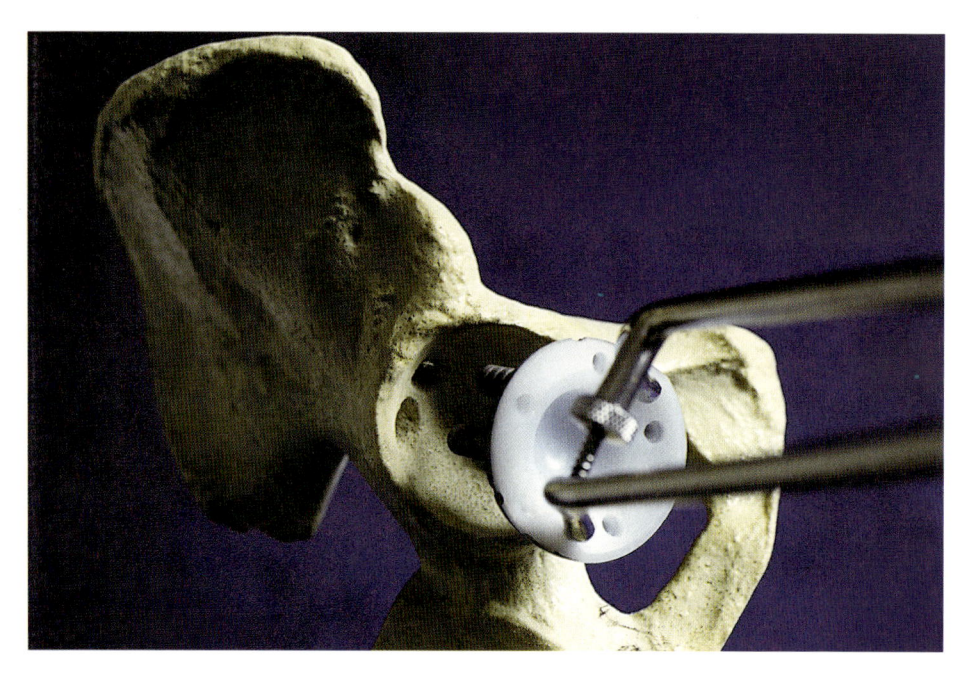

Abb. 12: Beim Einsetzen der Pfanne müssen die Zapfen unter Sicht auf die Bohrlöcher ausgerichtet sein. Ist dies durch einen tiefen Situs nicht möglich, kann die Mitte der Bohrlöcher am lateralen Pfannenrand durch eine scharfe Klemme oder durch einen Kirschnerdraht markiert werden, um so das Einsetzen zu erleichtern.

Mit einem flexiblen 2mm-Spitzbohrer oder scharfen Spickdraht wird durch eine zentrierte Bohrbüchse durch die vorgegebenen Löcher in der RM-Pfanne in das Becken gebohrt, wobei es lediglich notwendig ist, die subchondrale Skleroseschicht zu durchdringen. Tiefer gehende Bohrungen bergen die Gefahr der Verletzung von Nerven und Gefäßen im Becken. Aus diesem Grunde sind auch die Schrauben entsprechend kurz zu wählen (Abb. 16). Beim normal großen Becken verwenden wir ventral eine 26 oder 28 mm lange und dorsal eine 32 mm lange Schraube. Bis zur Pfannengröße 56 stehen 5 Löcher im Pfannenrand zur Verfügung, die Pfannengrößen 58 bis 68 weisen 7 Löcher auf. Bei den großen Revisionspfannen bis 68 besteht die Möglichkeit, diese zusätzlich mit zwei 6,5 mm-Spongiosaschrauben laterokranial zu fixieren. Die Schraubenköpfe müssen unbedingt so tief in den Pfannenrand versenkt werden, daß sie bei der späteren Reposition des Gelenkes nicht zu Beschädigungen am Prothesenkopf führen.

Nach Eindrehen der Schrauben sollte die Pfanne absolut stabil verankert sein. Die Inspektion auf eventuell noch vorhandene Osteophyten, die bei Verbleiben später zur Dislokation oder zu einem Impingement führen können, schließen diesen Teil der Hüft-TEP-Operation ab.

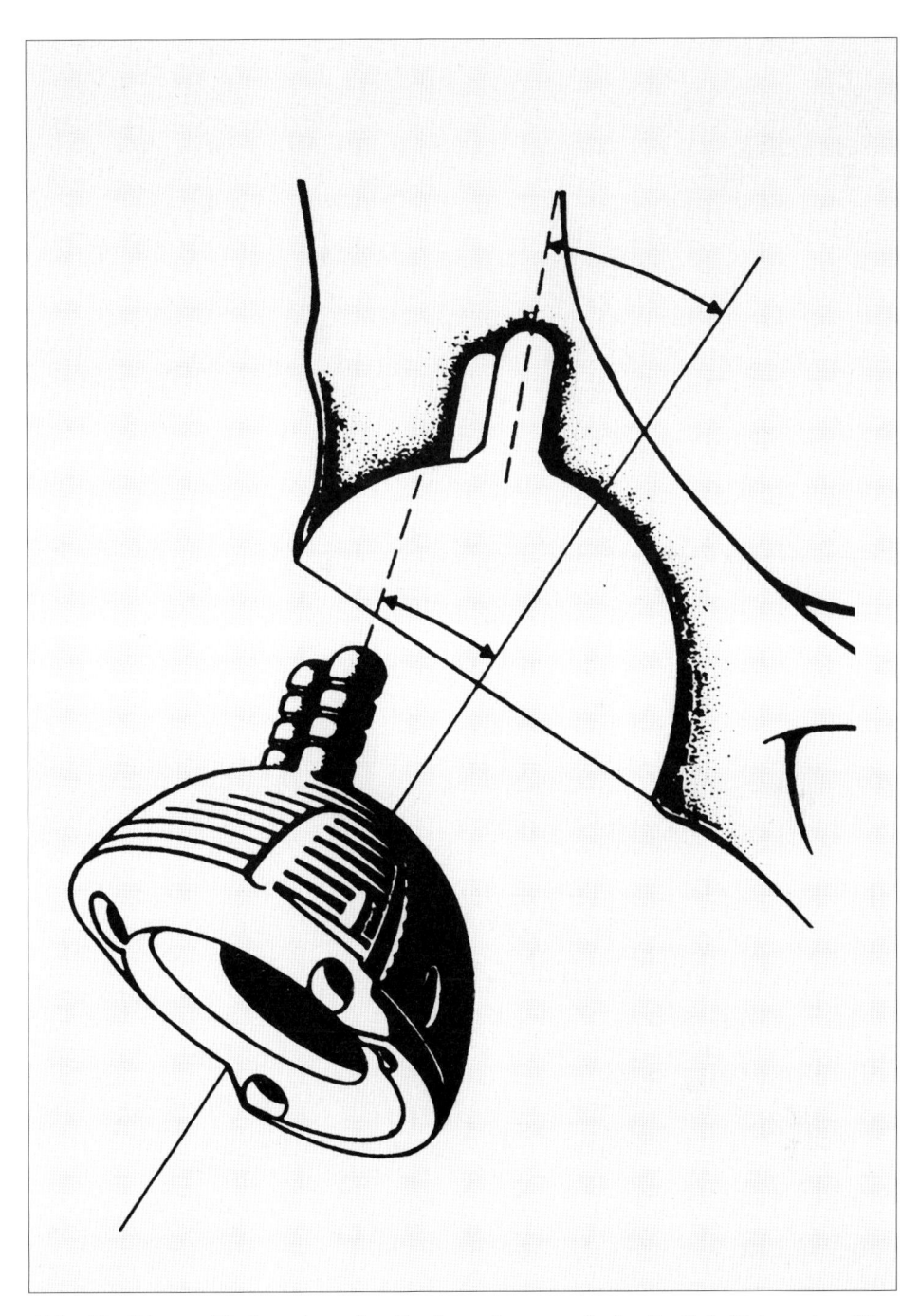

Abb. 13: Die um 5° divergierenden Zapfen müssen exakt in die Bohrlöcher eingeführt werden. Bei weichem Pfannendach können sonst leicht neue Löcher entstehen und so die Primärstabilität diskriminieren.

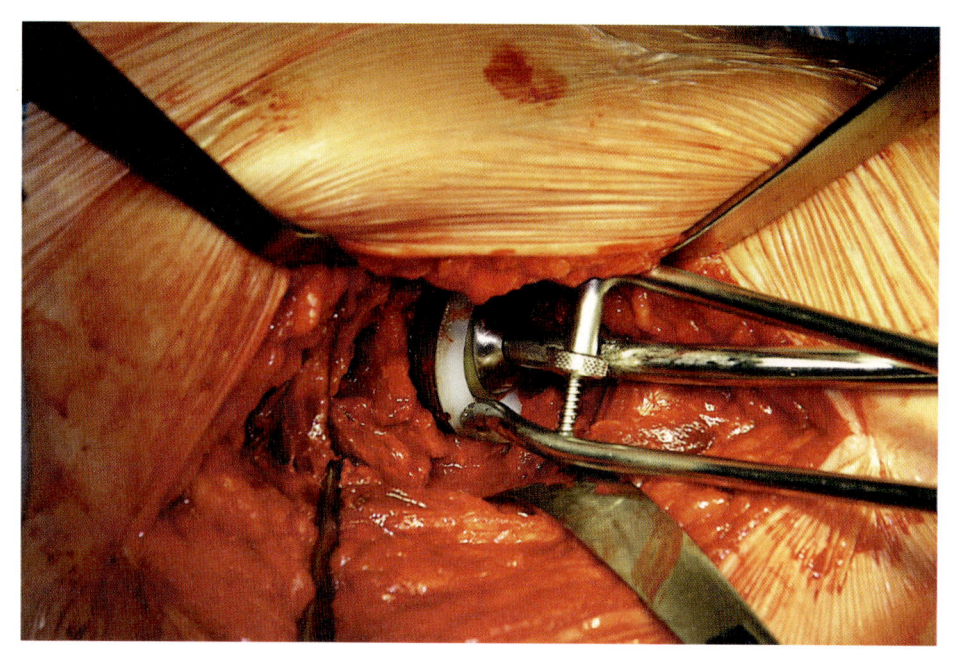

Abb. 14: Bei noch liegendem Pfannenhaltegriff wird die Pfanne mit dem Einschlagstößel mit wenigen Hammerschlägen in die definitive Position gebracht.

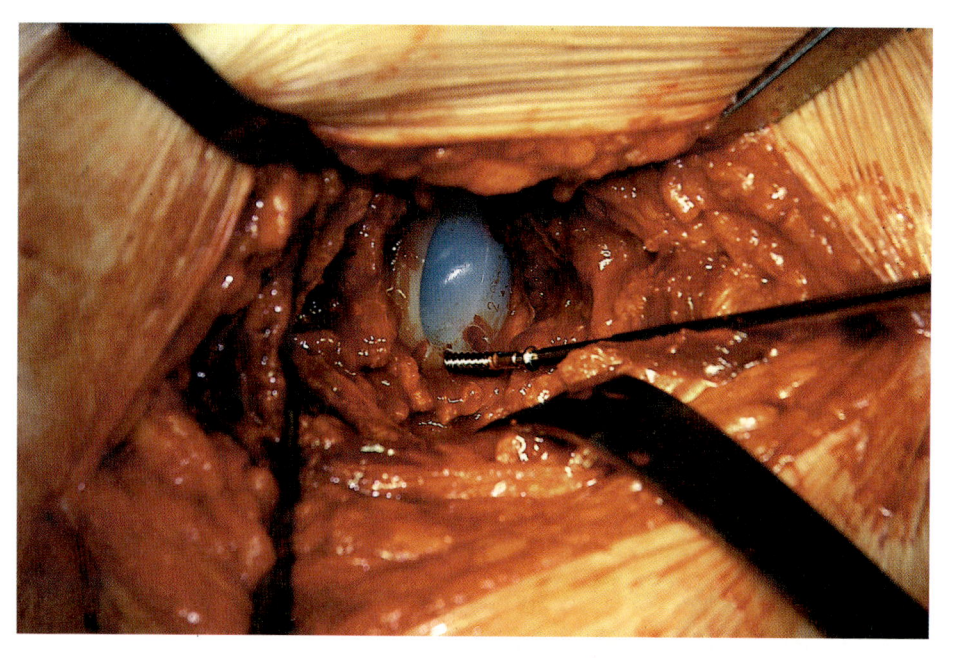

Abb. 15: Das Einbringen von 2 bis 4 Spezialschrauben dient der Rotationsstabilität und der Primärstabilität. Die Anzahl der Schrauben wird kontrovers diskutiert.

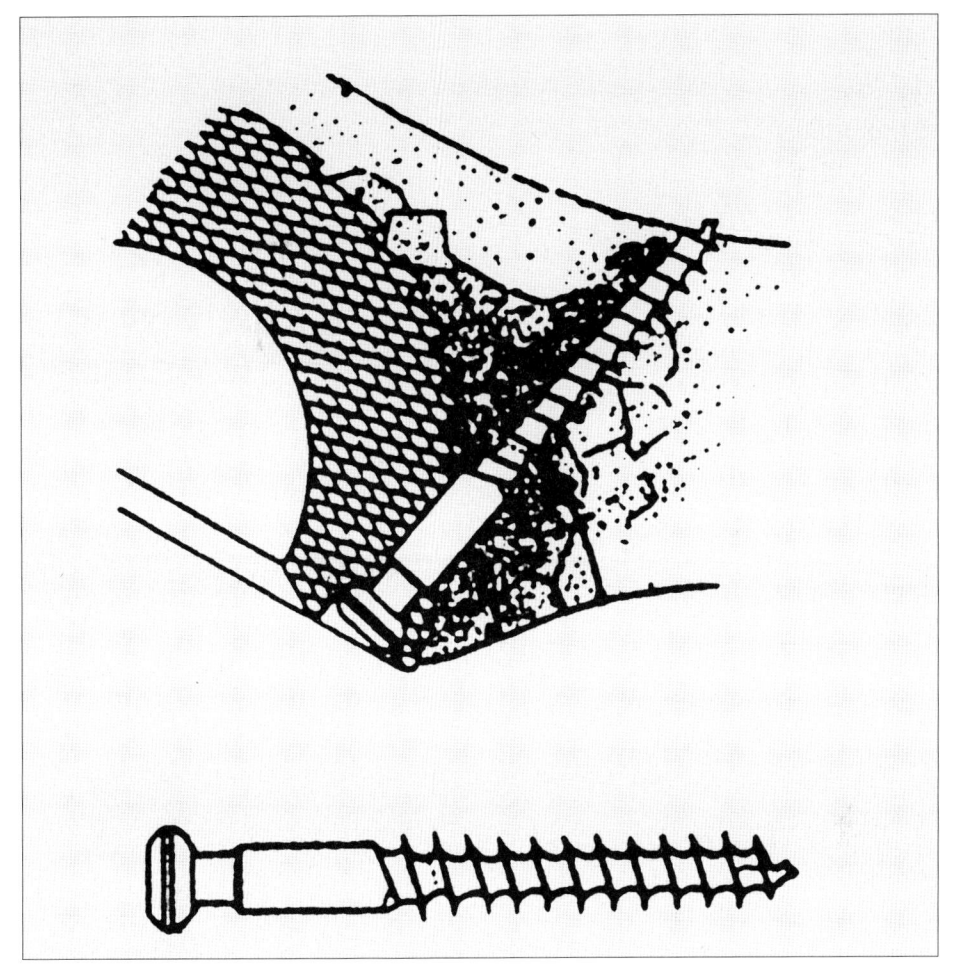

Abb. 16: Die Spezialschrauben mit Sollbruchstelle unterhalb des Schraubenkopfes sind kurz zu wählen, um Verletzungen im Becken zu vermeiden. Der Schraubenkopf muß unter Niveau versenkt werden, um bei der Reposition den Prothesenkopf nicht zu schädigen.

(Die Abbildungen 7, 10, 11, 13 und 16 wurden mit freundlicher Genehmigung des Herausgebers ROBERT MATHYS sen. dem Buch „Isoelastische Hüftprothesen", Manual für chirurgische und operative Techniken, Verlag Hans Huber entnommen).

Anschriften der Erstautoren

Bergmann, E.G., Dr. med.
Orthopädische Klinik am Ev. Fachkrankenhaus Ratingen bei Düsseldorf
Rosenstraße 2, 40882 Ratingen

Faensen, M., Prof. Dr. med.
Abt. für Unfall- und Wiederherstellungschirurgie, Auguste-Viktoria-Krankenhaus
Rubensstraße 125, 12157 Berlin

Flückiger, G., Dr. med.
Orthopädische Klinik des Bürgerspitals
CH - 4500 Solothurn

Gasser, B., Dipl.-Ing. ETH
Dr. h. c. Robert Mathys Stiftung
Bischmattstraße 12, CH - 2544 Bettlach

Gross, U., Prof. Dr. med.
Institut für Pathologie, Universitäts-Klinikum Benjamin Franklin
Hindenburgdamm 30, 12200 Berlin

Hahn, F., Prof. Dr. med.
Chirurgische Klinik II, Unfall-, Hand und Wiederherstellungschirurgie des Ostalb-Klinikums
Kälblesrainweg 1-3, 73428 Aalen

Hierholzer, G., Prof. Dr. med.
Berufsgenossenschaftliche Unfallklinik Duisburg-Buchholz
Großenbaumer Allee 250, 47249 Duisburg

Kummer, B., Prof. Dr. med.
Anatomisches Institut der Universität
Joseph-Stelzmann-Straße 9, 50931 Köln

Mathys, R., Dr. h. c.
Dr. h. c. Robert Mathys Stiftung
Bischmattstraße 12, CH - 2544 Bettlach

Mittag-Bonsch, M., Dr. med.
Abt. Chirurgie des Kreiskrankenhauses Crailsheim
Gartenstr. 21, 74564 Crailsheim

Müller-Mai, C., Dr. med.
Abteilung für Unfall- und Wiederherstellungschirurgie,
Universitäts-Klinikum Benjamin Franklin
Hindenburgdamm 30, 12200 Berlin

Rahmanzadeh, R., Prof. Dr. med.
Abteilung für Unfall- und Wiederherstellungschirurgie,
Universitäts-Klinikum Benjamin Franklin
Hindenburgdamm 30, 12200 Berlin

Staudte, H.-W., Prof. Dr. med.
Orthopädische Abteilung, Kreiskrankenhaus Marienhöhe
Mauerfeldchen 25, 52146 Würselen

Stichwortverzeichnis

A

8,2 mm-Bohrer	131
Abrieb	110, 112
- -partikel	110
- -rate	112
angeschrägte Pfanne	16, 54, 113
Anschlagsperre	131
Antetorsion	116
Antetorsionsanzeige	118
Antetorsionssicherung	116
Anteversion	113, 126
aseptische Lockerung	80, 90, 100 107, 110, 112, 113
autologe Spongiosa	113

B

Befestigungsschrauben	24
Beschichtung	33, 36, 111
- aus Hydroxylapatit	90
- aus Titan	90
Bindegewebsmembran	100
Biokompatibilität	33, 90, 111
Blutung, petechiale	126
Bohrer, 8,2 mm	131
Bohrlehre	113
Bohrloch	131
Bohrschablone	116, 118, 126, 128

C

Ceros 80 (Hydroxylapatitgranulat)	84
Coating	100, 111, 113
Coxarthrose	100
cP	101

D

Dämpfungsfunktion	32
Degradation	111
Design	111
Druckbeanspruchung	19
Druckverteilung	21, 30
Dysplasiecoxarthrose	100

E

E-Modul	110
Einschlaginstrument	131
ENDLER-Gewindepfanne	45

F

Femurkopfnekrose	101
Femurkopfextraktor	124
Festigkeit, sekundäre	126
Fixationsschrauben	39
Form, sphärische	126
Formelastizität	33
Fossa acetabuli	124
Fräsevorgang	125, 126
FREEMAN-Pfanne	45

G

Gelenkmechanik	24
Gelenkresultierende	21, 24, 25
„gesteckte Bohrer"	116
Gewebeverträglichkeit	13
Grenzfläche	22, 24

H

HDPE (high density polyethylene)	13

hemisphärische Struktur	111
heterotope Ossifikation	103, 104, 106
high density polyethylene (HDPE)	13
Hüftgelenkresultierende	30
Hydroxylapatit	90, 110, 111, 113

I

Implantationstechnik	102
Implantatverankerung	112
Implantierbarkeit	110
Inklination	104, 126
Inklinationswinkel	107, 113
-, tatsächlicher	103
Instrumentarium	116
Interface	47, 111
isoelastische Pfanne	84
isoelastische RM-Pfanne	45
Isoelastizität	110, 112

K

Keramik/Keramik-Kombination	112
Keramik/Polyäthylen	112
Knochenbindung	111
Knochendichte	102
Knochenimplantatkontakt	111
Knochenkontakt	111
Knochenresorption	28, 90
Knochenresorptionsrate	112
Knochenverdichtung	103, 108
konische Pfanne	29
Kopfdurchmesser	112
Kraftübertragung	24, 110

L

langschäftiger Prothesennagel	65
Langzeitergebnisse	108, 112, 113
Langzeitfixation	33
Lockerung, aseptische	80, 90, 100, 107, 110, 112, 113
Lockerungsrate	111, 113
lokale Mineralisationsstörung	75
Luxationslöffel	124

M

Makrophagen	76
Makrostruktur	110
Manipulierpfanne	113, 114, 126, 128
Metall/Metall-Kombination	112, 113
Metallinlay	113
Migration	90, 107, 113
Migrationsmessung	103, 112
Mikroporosität	110, 111
Mineralisationsstörung, lokale	75

N

Nachuntersuchung	100

O

Oberflächenhärte	35
Oberflächenrauhigkeit	33
Oberflächenschicht	34
Oberflächenstruktur	110, 111
Originalpfanne, Plazierung der	131
Osseointegration	33, 48, 100, 108, 126
Ossifikation, heterotope	103, 104, 106
Osteoinduktivität	84
Osteolyse	21

P

„Partikelkrankheit"	47
Partikelstruktur	111
Paßform	110
pathologische Reaktion	78
petechiale Blutung	126
Pfanne	
-, angeschrägte	16, 54, 113
-, isoelastische	84
-, konische	29
-, sphärische	29, 30
Pfannenaußenbemessung	102
Pfannenboden	126
Pfannendach	126
Pfannendachplastik	126
Pfannendachschalen	64
Pfannenerker	124
Pfannenerkerplastik	126

Pfannengröße	126, 134	Ring-Pfanne	45
Pfannenhaltegriff	113, 131	RM-Pfanne	32
Pfannenhörnchen	118	-, isoelastische	45
Pfannenlockerung	28, 100	RM-Revisionspfanne	16
-, sekundäre aseptische	80	Röntgen-Beckenübersicht	112
Pfannenneigung	116	Rotation	116
Pfannenschablone	123	Rotationsfehler	102
Pfannensitz	116, 123	Rotationssicherung	118
Pfannenstabilität, primäre	101	Rotationsstabilität	116, 122
Pfannenwanderung	102, 126		
Pfannenzapfen	113, 131	**S**	
- -winkel	131	Saumbildung	103
Pfannenzielgerät	126	Scherkräfte	55
Planung, präoperative	116	Schraubenlöcher	131
Plazierung der Originalpfanne	131	Schraubenpfanne	52
Polyacetalharz	110	Schraubenverankerung,	
Polyäthylen	14, 110	zusätzliche	122
Polyäthylenoberfläche	110	Schraubpfanne	27, 30
präoperative Planung	116	sekundäre aseptische	
Press-fit	107	Pfannenlockerung	80
„Press-fit"-Pfanne	52	sekundäre Festigkeit	126
Press-fit, primäres	111, 114	sekundäre Stabilität	100
primäre Pfannenstabilität	101	Sekundärstabilität	33, 84, 112
primäre Verklemmung	126	Setzinstrument	118
primäres Press-fit	111, 114	Skleroseschicht,	
Primärstabilität	15, 35, 39	subchondrale	102, 103, 107, 134
	40, 84, 110, 135	Soft-Top Endoprothese	47
Primärverankerung	14, 112	Spannungsdiagramm	24
Prothesenbruch	104	Spannungsspitze	24
Prothesendesign	113	„Spannungssollwert"	24
Prothesenkopfmittelpunkt	102	Spannungsverteilung	21, 25
Prothesennagel, langschäftiger	65		26, 27, 28, 29, 30
Prothesenwechsel	113	Spezialschrauben	101, 131, 137
Protrusio acetabuli	126	sphärische Form	126
		sphärische Pfanne	29, 30
		Spongiosa, autologe	113
R		Spongiosaimplantation	113
Raffelfräser	112, 113, 124, 126	Spongiosaplastik	124
Reaktion, pathologische	78	Spongiosaschraube	134
Reintitan	33, 110	Spotornoschaft	65
Repräzipitationen	111	Stabilität	107
Resorption	111	Stabilität, sekundäre	100
Revisionsoperation	73	Streßkonzentration	112
Revisionspfanne	54, 134	Streßprotektion	112

Struktur, hemisphärische	111
subchondrale	
Skleroseschicht	102, 103, 107, 134
subchondrale Verknöcherung	124

T

Tangentialkräfte	25
tatsächlicher Inklinationswinkel	103
Tiefenmarkierung	131
Titan	90, 111, 113
Titanbeschichtung	78, 107
Titannetz	112
Titanoberflächen	111
„Tragfläche"	21
tribologische Eigenschaften	112

U

UHMW-PE	33

V

Verankerung	110, 111
Verankerungsprinzipien	110, 111, 113
Verankerungszapfen	33, 131
Verklemmung, primäre	126
Verknöcherung, subchondrale	124
Vermessungsmethoden, verschiedene	91
Verschleißrate	14, 33
Versenkfräse	130
Vollprofilpfanne	54, 113

W

Wanderungsverhalten	107, 108

Z

Zugang	113, 123
-, transglutäaler	123
Zytokine	47

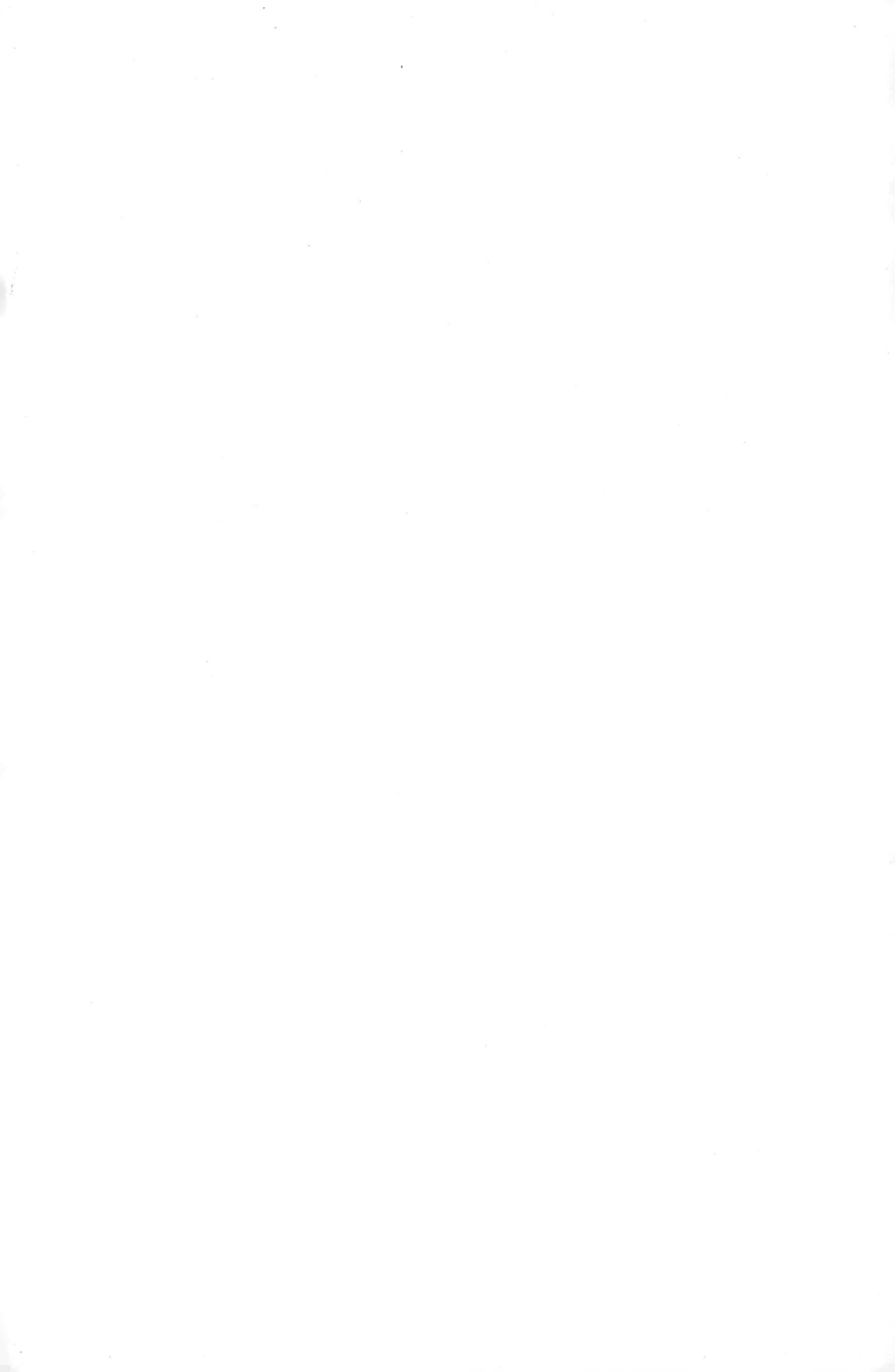